120세에 도전한다

이 권 행 지음

가림출판사

가|림|건|강|신|서 32

120세에
도전한다

이 권 행 지음

가림출판사

●●● 특집

|한국인의 장수 비결|

　그 동안 우리나라 사람의 장수에 대한 체계적인 조사나 통계가 많지 않았다. 그도 그럴 것이 70년 전 만해도 평균수명이 40을 못 넘겼으니 장수에 대해서는 생각할 겨를이 없었다. 경제발전과 함께 평균수명이 길어져 2003년에는 여성의 평균수명이 최초로 80세가 넘었고 남성은 74세에 이르렀다고 한다. 최근 우리 사회도 장수에 관한 관심이 점점 높아가면서 학계를 중심으로 체계적인 조사가 이뤄지고 있다.

　다음에 소개하는 한국인의 장수비결은 2002년 서울대 의대 박상철 교수팀이 전국 25개 시·군에 사는 150여명의 백세인(百歲人)을 조사한 결과 중 일부를 발췌하여 정리한 것이다. 전문적이고 폭넓은 조사팀이 참여하여 결과를 도출하였으므로 비교적 객관적인 가치를 인정할 만 하다. 참고하면 장수에 많은 도움이 될 수 있을 것이다.

전통 식단으로 일정량을 규칙적으로 식사한다

우리나라 백세인들은 채소류(98.4%)와 콩류(90.5%), 해조류(88.9%) 등을 즐겼고 짠 음식(55.6%), 죽·수프류(46%), 튀김류(41.3%) 등은 피했다.

주식으로는 잡곡밥보다 절대적으로 쌀밥을 선호했고, 부식은 생야채보다 반드시 나물이나 무침 형태의 조리된 야채를 섭취했다. 김치·간장·된장·고추장 등의 발효 식품은 절대적인 필수식품이었다.

백세인들은 '밥+국+반찬'을 고루 갖춘 식사를 규칙적으로 하고 있었다. 조사 대상 백세인의 92.1%가 하루 세 끼, 특히 아침을 꼬박꼬박 챙겨 먹었으며 식사량이 매끼 일정한 것도 특징이었다. 식사 시간은 5~30분으로 일반인과 비슷했다. 그리고 필요한 칼로리의 섭취를 위해 장수인들은 소식만 하는 게 아니라, 활동량에 비례한 충분한 열량을 섭취했다.

백세 장수인들의 건강한 식생활이란 특별하고 별난 것이 아니라, 전통적인 식단으로 일정한 양을 규칙적으로, 가족과 함께 식사할 수 있는 것이 가장 중요하다는 점을 분명하게 보여주고 있다. 또한 유별난 음식을 선호할 것이 아니라, 우리 조상 대대로 내려온 우리 전통 음식이 장수식단으로서 충분한 가치를 가지고 있다는 것을 보여주고 있었다.

규칙적인 생활습관으로
자연의 리듬과 생체의 리듬을 조율한다

우리나라 백세인들은 하루 평균 9시간 잠을 잤으며, 절반 이상(54%)은 매일 낮잠을 즐겼다. 백세인의 공통점은 기상부터 취침까지 매일 '시계같이 규칙적인 생활'을 하고 있었다는 점이다. 애당초 술을 안 마신 백세인이 77%였으며, 백세인의 2/3는 담배를 피운 경험이 없다고 말했다. 백세인의 21%는 1주일에 2~3번 이상 술을 마시고 있었으며, 13%는 담배를 피우고 있었다.

백세인의 3%는 나이가 들면서 술을 끊었고 21%는 금연을 했다. 백세인은 언제나 몸을 따뜻하게 보호하였으며, 백세인의 57%는 신앙을 가져 심신건강을 돌보았다.

이와 같이 백세인들은 규칙적인 생활을 통해 생체 리듬이 깨지는 것을 최대한 막았던 것이다. 자연의 리듬과 생체의 리듬을 조율하는 것은 장수의 가장 중요한 요소 가운데 하나다.

사교적이며 적극적인 성격을 지닌다

한국의 백세인들은 바깥일에 대해서는 태평하고 낙관적인 경우가 많았다. 그러나 자신의 이익과 관련된 일에는 결코 태평하거나 느긋하지 않았다. 고집을 세우는 사람이 많았고, 자신의 건강은 스스로 챙겼으며, 불만을 가슴에 담아두는 경우도 드물었다. 사교적이고 적극적인 성격도 공통점이었다.

가족관계가 화목하고 고부간의 관계가 좋다

장수한 사람은 가족관계도 화목했다. 백세인의 대부분이 며느리와 같이 살고 있었다. 오랜 세월을 서로 친구처럼 의지하는 고부(姑婦)는 함께 장수하고 있었다. 가족과의 유대를 지속하고 사회적 관계망을 유지하는 것은 노년기에 중요한 사회·심리적 소속감을 제공해 준다. 따라서 가족은 노년기 정신건강 유지에 매우 중요한 생활환경이다.

항상 신체를 적극적으로 움직인다

　백세인을 대상으로 한 여러 조사에서 공통적으로 부각되는 것은 장수인들이 부지런하다는 점과 항상 신체를 적극적으로 움직인다는 사실이다.
　세계적으로 유명한 장수지역의 대부분이 평야지대가 아니라 산간지역이라는 점을 먼저 주목해 보자. 일본의 장수지역 오키나와에도 섬 북쪽 산간지역에 장수마을이 밀집해 있다. 또 우리나라 백세인 조사에서도 장수지역은 지리산을 중심으로 펼쳐진 중산간(中山間) 지역이 많았다. 이들 지역은 건조한 공기를 갖는 고산지대로서 기복이 심한 지형이 많아서 희박한 공기와 함께 생활을 지속하기 위해서는 많은 신체 활동량이 필요했다. 활동 상태가 좋을수록 혈장 알부민 수준도 높게 나타났다. 이들은 특히 손아귀 힘이 세 나이가 들어서도 정상인들처럼 농사일을 했으며, 힘이 있는 한 햇볕을 쬐러 외출을 했다.

적절한 성생활로 정신적 건강을 유지한다

　노년기 성생활과 물리적 건강과의 인과관계를 증명하기는 어렵지만 노년기 성생활이 정신적 건강에는 도움이 된다는 결론을 얻었다. "70~80대에도 성생활을 한다는 것은 부부의 사기를 높여 삶을 윤택하게 만든다."고 했다. 마음이 즐겁기 때문에 장수에도 도움이 된다는 것이다. 따라서 늙어서 성관계를 가지면 건강에 해롭다거나 장수에 도움이 안 된다는 속설은 '사실무근'이라고 전문가들은 말한다.

책머리에

　장수에 대한 인간의 열망은 예나 지금이나 조금도 식지 않고 있다. 이것은 생명을 지닌 모든 개체들의 본능적인 욕구일지도 모른다.
　장수란 오래 사는 것이다. 예전에는 생명을 길게 연장하면 장수의 조건이 충족되었다. 그러나 요즈음에는 장수의 의미도 한 단계 업그레이드되어 건강하게 오래 사는 것을 말한다. 건강하게 오래 살기 위해서 예로부터 인간은 수많은 세월에 걸쳐 많은 노력을 하였다. 자연에 순응하고, 심신을 단련하며, 때로는 불로초를 찾아다니거나 단약을 만들며 많은 경험을 쌓았다. 그리고 이런 시행착오를 통해 장수에 대한 여러 가지 값진 방법들을 터득하였다.
　현대에도 이러한 양생에 대한 여행은 계속되고 있다. 더욱이 생활수준이 높아지면서 건강 장수에 대한 욕구 또한 한층 더 높아졌으며, 이러한 수요에 발맞춰 각종 매스컴은 건강 장수에 대한 여러 가지 단편적인 내용으로 그때그때 사람들의 욕구를 채워주려 노력하고 있다.
　최근 TV를 통해 방영되고 있는 잘 먹고 잘사는 법, 생로병사의 비밀, 비타민 등 프로그램 이외에 건강전문방송도 등장하였다. 여기에서 소개되는 장수 조건을 보면 어느 나라에서는 양고기를 먹더라, 어느 지역에서는 올리브·양배추·요구르트를 먹더라, 포도주를 마시더라, 야채가 좋다더라, 고기를 먹어야 한다더라 등 보통 사람이 보기에는 어느 장단에 맞춰 춤을 춰야 할지 모를 지경이다. 이러한 상황은 옛날 우리 조상들이 불로초를 찾아다니던 고전적인 장수법과 다를 바가 없다.
　최근 들어 비교적 발전적이고 획기적인 장수에 관한 접근이 생명공학자들을 중심으로 활발히 진행되고 있다. 고전적인 장수방법은 인간이 타고난 최대 수명인 120세에 가까워지려고 노력하는 반면, 오늘날의 생명공학자들은 생명에 관여하는 유전자를 조작하여 생명을 인간이 타고난 최대 수명인 120세보다 연장시키려는 연구를 하고 있다. 이러한 시도는 머지 않은 장래에 실현될 것으로 보인다. 이러한 변화에 따라 인류의 최대 수명은 훨씬 연장될 것이고, 이에 따라 인간은 또 다른 가치체계를 필요로 하는 새로운 진화단계로 접어들 것으로 생각된다. 그러나 이러한 변화는 어느날 갑자기 오는 것이 아니라 느끼고 부딪히고 조정하며 오기 때문에 미리부터 쓸데없는 걱정이나 지나친 기대를 할 필요는 없다.

건강 장수는 어느 한 가지 조치나 이론으로 쉽게 얻어지는 것이 아니라, 인간의 정신과 육체, 인간을 둘러싸고 있는 환경요인이 복합적으로 관리되어야 가능한 것이다. 오늘을 살고 있는 우리에게는 아직도 고전적 건강관리법인 양생이 건강 장수에 더욱 유익하며 필요하다.

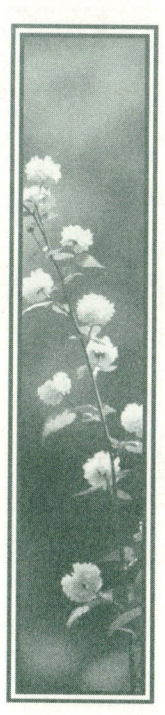

이 책은 이러한 관점을 전제로 건강 장수하는 방법을 소개하고 있다. 그러므로 아무쪼록 병 없이 건강하게 생활하기를 바라는 독자 여러분들에게 실제적인 도움이 되기를 바란다.

끝으로 이 책을 출간해주신 가림출판사 강선희 사장님과 직원 여러분들에게 감사의 마음을 전한다.

2003년 9월
이 권 행

Contents

특집 ●● 8
책머리에 ●● 16

 생명을 기르는 양생에 대하여

양생은 병이 나기 전에 몸을 다스리는 일이다 ●● 30
　건강은 신체적·심리적·사회적 평형상태이다 ●● 31
　체질보다 생활방식이 건강에 더 중요하다 ●● 31
　장수에는 합리적인 식생활이 중요하다 ●● 32
　양생의 기본원칙 : 1. 자연에 순응하고 주동적으로 움직인다 ●● 33
　양생의 기본원칙 : 2. 사회환경에 잘 적응한다 ●● 34
　양생의 기본원칙 : 3. 심신을 함께 돌보며, 동정을 적절히 조합한다 ●● 35
　양생의 기본원칙 : 4. 생체기능과 질병저항력을 기른다 ●● 36
　하늘이 준 명, 천수를 누리려면 양생에 힘써라 ●● 37
　천수가 길어질 수도 있다 ●● 38

 장수를 위한 첫걸음, 올바른 식습관

약보는 식보만 못 하다 ●● 42
　잘못된 식습관이 건강을 해친다 ●● 44
　패스트 푸드와 슬로 푸드 ●● 45
　보기 좋은 정제식품은 쓰레기다 ●● 47

체질에 맞는 음식을 먹자 ●● 48
열성 체질은 한량 식품을 먹어야 음양이 균형을 이룬다 ●● 50
맛을 보면 기능을 알 수 있다 ●● 51
약을 먹을 때는 음식을 주의한다 ●● 53
적게 먹어야 장수한다 ●● 54
채식과 생식으로는 장수하기 어렵다 ●● 55
표고버섯은 장수식품이다 ●● 56
회식은 1차로 끝낸다 ●● 58
콜레스테롤에서 남성호르몬이 만들어진다 ●● 59
과잉의 콜레스테롤은 혈액순환을 방해한다 ●● 60
건강에는 소주 반병이 적당하다 ●● 61
숙취에는 지구자와 갈화가 매우 좋다 ●● 62
폭탄주는 시한폭탄이다 ●● 62
적당히 마신 술은 약이 된다 ●● 64
오가피주는 관절염을 치료한다 ●● 65
물만 먹어도 살이 찐다? ●● 66
비만은 현대병의 원인이 된다 ●● 67
비만과 전쟁을 하면 누가 이길까? ●● 68
표준체중을 20% 초과하면 비만이다 ●● 69
다이어트에는 식이요법이 제일 중요하다 ●● 70
물이 미인을 만든다 ●● 72
성공적인 다이어트를 위해서는 3박자가 맞아야 한다 ●● 73
한국여성의 48kg 증후군 ●● 74
노래방에서는 노래만 불러라 ●● 75
기름기가 적은 살코기를 먹자 ●● 77
맛있는 음식의 대부분은 지방을 많이 가지고 있다 ●● 78
머리를 쓰면 살이 찌지 않는다 ●● 78
애연가는 과일과 채소를 많이 먹자 ●● 79
짜게 먹으면 고혈압이 생길 수 있다 ●● 81

Contents

혈압이 높으면 중풍이 올 수 있다 ●● 82
변비 탈출을 위해 야채와 과일을 많이 먹자 ●● 83
고추는 한국 발전의 원동력! ●● 85
매운 음식을 좋아하는 사람은 녹차를 마셔라 ●● 86
된장은 동맥경화를 예방한다 ●● 87
당뇨, 식이요법으로 이긴다 ●● 89
청춘의 표상, 여드름에 율무와 녹두가 좋다 ●● 92
암 발생은 음식과 관계가 깊다 ●● 93
고기 발색제는 강력한 발암물질을 만든다 ●● 94
탄 음식을 많이 먹으면 위암 발생률이 높아진다 ●● 95
지방을 많이 먹으면 유방암에 걸릴 가능성이 높아진다 ●● 96
영양소가 균형을 갖춘 음식은 암의 발생률을 줄여준다 ●● 96

한약, 건강의 죽마고우 ●● 98

인삼남용증후군 ●● 99
한약재는 기능성 식품의 좋은 재료이다 ●● 100
훌륭한 설계도가 있어야 좋은 건강기능식품이 나온다 ●● 102
한방으로 비타민을 만든다 ●● 104
항생제 내성을 한방으로 이긴다 ●● 105
조그만 변화가 큰 기적을 이뤄낸다 ●● 107
신뢰보다 좋은 약은 없다 ●● 108
약선과 영양학을 응용하면 미래의 건강식단이 될 수 있다 ●● 109

주요 부위는 중점적으로 관리한다 ●● 112

신체기능이 떨어지면 구강질환이 나타날 수 있다 ●● 113
미용식품으로 주름을 예방한다 ●● 114
닭발이 미인을 만든다 ●● 115
당귀로 기미·주근깨를 없앤다 ●● 117

주부습진을 산약율무죽으로 이긴다 ●● 118
알레르기성 비염, 신선한 공기를 마실 수 있도록 노력을 해야 한다
　●● 119
아토피 피부염, 체중 감량으로 개선한다 ●● 120

장수를 위한 건강한 정신과 운동

정신을 길러주고 정서를 조절한다 ●● 124
노여움을 풀어야 간이 편안하다 ●● 125
스트레스를 받으면 몇 분 안에 위출혈이 나타난다 ●● 126
마음이 상하면 몸도 상한다 ●● 127
사회적 요인과 자연환경도 심리에 영향을 미친다 ●● 129
성격, 생활습관, 환경도 심신질병과 관계 있다 ●● 129
스트레스를 해소하려면 산조인차를 마셔라 ●● 131
휴식과 안정으로 내장이 편해진다 ●● 132
유쾌한 기분으로 위장병을 이긴다 ●● 133

정신노동자의 긴장상태를 풀어주어라 ●● 136
2시간마다 휴식을 취해 뇌의 피로를 방지한다 ●● 137
충분한 산소는 머리를 좋게 한다 ●● 137
금연으로 뇌에 공급되는 산소량을 늘려라 ●● 138
머리를 좋게 하는 영양소 ●● 140
태양혈을 돌려 머리의 피로를 풀어준다 ●● 141

Contents

운동으로도 스트레스를 해소한다 ●● 142
- 적절한 운동은 보약이다 ●● 143
- 운동도 요령이 있다 ●● 144
- 운동량을 서서히 늘린다 ●● 144
- 유산소 운동으로 체지방을 분해시킨다 ●● 145
- 준비운동과 정리운동으로 운동효과를 높인다 ●● 146
- 운동은 하루 30분씩 일주일에 3번 이상해야 효과가 있다 ●● 147
- 운동은 땀이 살짝 날 정도로 해야 한다 ●● 147
- 태극권은 몸과 마음을 함께 돌볼 수 있는 운동이다 ●● 148
- 요통 예방에는 태극권이 효과가 뛰어나다 ●● 151
- 신념은 기를 발동시켜 성공을 부른다 ●● 152
- 기공은 심신 단련법이다 ●● 154
- 기공도 준비운동과 정리운동이 중요하다 ●● 155
- 스트레스를 풀어주는 방송공 ●● 156
- 병원에 가도 이상은 없다는데… ●● 159
- 생활환경을 변화시켜야 심신이 편해진다 ●● 160

스트레칭과 안마로 긴장을 풀어준다 ●● 162
- 손바닥으로 눈과 정신을 맑게 한다 ●● 164
- 안마로 귀와 정신이 맑아진다 ●● 165
- 엄마 손은 약손 ●● 165
- 등 두드리기로 성기능을 촉진한다 ●● 166

4 장수를 불러오는 건강한 생활습관·환경

성욕과 식욕은 자연의 섭리이다 ●● 170
　성생활은 건강 장수의 기초이다 ●● 172
　"방사는 사람을 살릴 수도 있고 죽일 수도 있다" ●● 172
　중국 역대 황제의 수명은 39세 ●● 173
　성생활은 이튿날 피로감을 느끼지 않을 정도가 좋다 ●● 174
　보리밭 러브호텔 ●● 175
　스트레스와 불경기가 남성을 무력화시킨다 ●● 176
　비아그라를 잘못 쓰면 심장마비에 걸린다 ●● 177
　원인을 제거하고 신체기능을 활성화시켜라 ●● 178
　유방 운동으로 여성기능을 강화시킨다 ●● 179
　부추와 개고기는 정력 식품이다 ●● 179
　오자는 정력을 증진시키는 기능성 한방 재료이다 ●● 180
　정력의 불길은 특급 소방수가 잡는다 ●● 181
　생리기간중의 성생활은 불임의 원인이 될 수도 있다 ●● 182

잠을 자며 신체기능을 회복한다 ●● 184
　수면은 피로회복제이다 ●● 185
　남자보다 여자가 잠이 많다 ●● 186
　적당한 낮잠은 중풍에 걸릴 위험을 줄여준다 ●● 187
　렘수면이 수면의 질을 결정한다 ●● 187
　숙면을 취하면 몸이 가볍고 정신이 맑아진다 ●● 188
　머리를 동쪽으로 하고 자라 ●● 189
　오른쪽으로 누워 자라 ●● 190
　임산부는 왼쪽으로 누워 자라 ●● 191

Contents

베개의 높이는 9cm가 적당하다 ●● 192
기능성 베개로 건강을 증진한다 ●● 192
긴장을 풀어야 잠을 잘 수 있다 ●● 193
적당한 운동도 수면을 돕는다 ●● 194
멜라토닌 분비를 촉진하는 음식이 수면을 돕는다 ●● 195

목욕으로 피로를 풀어준다 ●● 198
냉수욕은 혈관체조이다 ●● 199
열수욕으로 피로를 풀 수 있다 ●● 200
고혈압 환자는 사우나를 삼간다 ●● 201
광천욕은 면역기능을 촉진시킨다 ●● 202
약욕으로 백옥 같은 피부를 유지한다 ●● 203
해수욕과 머드의 미용 효과 ●● 203
태양은 인체의 종합 치료제이다 ●● 204
삼림 중의 음이온이 폐기능을 좋게 한다 ●● 206

오락과 여가 활동으로 건강을 증진한다 ●● 208
음악은 인체 기관과 공명현상을 통하여 효과를 나타낸다 ●● 209
음악을 들으며 정서를 조절한다 ●● 210
노래를 부르면 폐가 좋아진다 ●● 211
몸을 흔들어 나쁜 감정들을 떨쳐버려라 ●● 212
서화활동은 마음을 열어주는 기능이 있다 ●● 213
열고는 해롭다. 스톱을 통해 긴장을 이완시켜라 ●● 213
페로몬과 향수 ●● 215
자연의 향과 환경은 우리의 몸과 마음을 편안하게 해준다 ●● 216
기능성 화분으로 기분을 바꿀 수 있다 ●● 217
따뜻한 색은 사람을 흥분시키고 기쁘게 한다 ●● 218

좋은 환경이 건강을 기른다 ●● 220
자주 환기하여 발암물질을 줄이자 ●● 222
소음은 기형아 출산을 증가시킨다 ●● 222
생체시계와 조건반사 ●● 223
규칙적인 생활습관이 장수를 보장한다 ●● 225
적당한 일과 휴식은 노화를 예방한다 ●● 226
브래지어를 잘못 착용하면 폐가 약해진다 ●● 227
보온을 위해 배꼽 티는 입지 말자 ●● 228
봄에는 좀 따뜻하게 입고, 가을에는 좀 춥게 입자 ●● 229
구두 굽이 5cm를 넘으면 몸의 균형이 흐트러진다 ●● 230

계절의 변화에 순응한다 ●● 232
봄에는 자연의 생동감을 직접 느낀다 ●● 235
봄에는 약간 매콤하고 단 음식을 먹는다 ●● 236
반란근으로 봄철 전염병을 예방한다 ●● 237
여름에는 늦게 자고 일찍 일어나 음양변화에 순응한다 ●● 237
여름에는 신맛, 짠맛 음식을 많이 먹어 심장을 보해준다 ●● 239
이열치열도 방법이다 ●● 240
생맥음은 여름철 건강음료이다 ●● 240
겨울병은 여름에 고친다 ●● 241
가을에는 낙관적인 정서를 갖는다 ●● 242
가을은 천고마비의 계절이다 ●● 243
겨울에는 일찍 자고 늦게 일어난다 ●● 243
겨울에는 열량이 높은 음식이 좋다 ●● 244

Contents

 체질별·세대별 양생법

체질은 변한다 ●● 248
- 좋은 유전자로 후대에 좋은 심성을 물려주자 ●● 251
- 체질은 정상체질과 비정상체질이 있다 ●● 254
- 정상체질자는 모든 음식을 골고루 먹는다 ●● 255
- 기허체질자는 소화되기 쉽고 영양이 풍부한 음식을 먹는다 ●● 256
- 양허체질자는 온열성 식품을 주로 먹는다 ●● 257
- 혈허체질자는 조혈작용이 있는 식품을 먹는다 ●● 259
- 음허체질자는 고추 같은 열성 식품의 섭취를 삼가야 한다 ●● 261
- 양성체질자는 인삼, 녹용을 먹지 않는다 ●● 263
- 어혈체질자는 표고버섯, 검은콩이 좋다 ●● 264
- 담습체질자는 다이어트를 해야 한다 ●● 265
- 기울체질자는 약선주를 마셔라 ●● 267

세대 계층별 건강 요소를 장악한다 ●● 270
- 태교는 태아의 신경계통 발육을 돕는다 ●● 271
- 임산부는 자극적인 음식과 약물을 주의한다 ●● 272
- 17세까지 성장판이 열려 있다 ●● 273
- 어린이 비만, 아이의 장래를 위해 먹는 것을 아껴라 ●● 274
- 청소년은 피로회복과 함께 집중력을 강화해야 한다 ●● 275
- 중년은 건강위험기이다 ●● 277
- 친구들과의 교류로 갱년기를 이기자 ●● 278
- 노년에는 3다 3소 음식원칙을 지킨다 ●● 280
- 과학적인 실버타운이 필요하다 ●● 282

장수촌의 양생법

세계 장수촌의 양생법 ●● 286
  세계 장수촌, 일본 오키나와 ●● 287
  세계 장수촌, 파키스탄 훈자마을 ●● 288
  세계 장수촌, 중국 신장 ●● 289
  세계 장수촌, 에콰도르 빌카밤바 ●● 291
  우리나라 장수마을, 산간지역으로 이동중 ●● 292
  한국인의 장수비결 ●● 293
    전통 식단으로 일정량을 규칙적으로 식사한다 ●● 294
    규칙적인 생활습관으로 자연의 리듬과 생체의 리듬을 조율한다 ●● 295
    사교적이며 적극적인 성격을 지닌다 ●● 296
    가족관계가 화목하고 고부간의 갈등이 없다 ●● 297
    항상 신체를 적극적으로 움직인다 ●● 297
    적절한 성생활로 정신적 건강을 유지한다 ●● 298

제 1 장

생명을 기르는 양생에 대하여

양생은 병이 나기 전에 몸을 다스리는 일이다

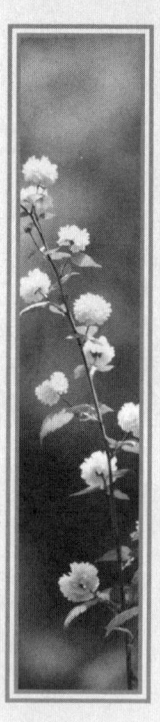

양생은 섭생이라고도 하는데 『장자』라는 책에 처음으로 언급되었으며, "생명을 기른다."는 뜻이다. 양생은 음식을 조절하고, 정신을 배양하며, 신체를 단련하고, 적절한 성생활과 환경변화에 잘 적응하는 등 종합적인 방법을 통하여 이뤄지는 보건장수 활동으로 실용적 건강관리학이며, 생명과학이다. 양생의 핵심은 "치미병(治未病)"으로 이는 병이 나기 전에 몸을 다스려 건강할 때 건강을 지킨다는 의미이다.

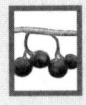 ## 건강은 신체적·심리적·사회적 평형상태이다

얼마 전까지만 해도 신체적으로 질병이 없고 튼튼하면 건강하다고 하였다.

그러나 사회의 발전과 인식이 변화함에 따라 건강의 의미도 변화와 발전의 과정을 거치게 되었다.

최근 세계보건기구에서 건강에 대해 정의한 것을 보면 건강이란 신체적으로 튼튼하고, 안정된 심리상태와 원만한 사회적응능력을 가진 것을 말한다. 이는 신체적 요인 외에 심리적 요인과 사회적응력이 건강에 주요한 요소임을 새롭게 인식한 결과이다.

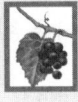 ## 체질보다 생활방식이 건강에 더 중요하다

의학적 통계에 따르면 건강에 영향을 미치는 요인은 음식, 문화 및 생활수준 등을 포함한 생활방식이 50%, 사회적 환경 및 자연환경이 30%, 유전적 요인이 10%, 위생상태가 10%를 각각 차지하는 것으로 나타났다. 이러한 통계

는 우리가 운명을 점치거나 건강의 척도로 중요시하는 사주팔자(태어난 연월일시로 환경요인의 일부이다)나 체질(유전적 요인에 포함된다)과 같은 선천적인 요인보다는 식생활을 포함한 생활방식과 같은 후천적인 요인이 건강에 더 많은 영향을 끼친다는 사실을 말해준다.

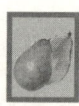 장수에는 합리적인 식생활이 중요하다

세계보건기구에서 권장하는 건강장수 요건도 첫째, 합리적인 음식, 둘째, 적당한 운동, 셋째, 심리적 안정, 넷째, 금연·금주로 대부분 후천적 노력으로 건강장수를 누릴 수 있음을 보여준다.

이와 같이 건강과 관련된 새로운 개념들을 살펴보면 그 개념들이 우리의 선조들이 2천년 전에 양생이라는 이름으로 실천하였던 것 중의 일부라는 것을 알 수 있다.

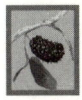 양생의 기본원칙 : 1. 자연에 순응하고 주동적으로 움직인다

생명은 자연과 긴밀한 관계 속에 영향을 받는다. 기후는 물론 낮과 밤, 아침과 저녁, 해와 달의 움직임, 지리적 환경 등 각종 변화가 모두 사람의 정서와 신체의 기능, 질병의 발생 등에 영향을 미친다.

예를 들면, 혈청 속의 백혈구는 낮에 증가하고, 저녁이 되면 감소하는 주야 주기성 변화를 보인다. 달의 인력에 의해 형성되는 해수의 조수간만의 차이는 인체에 영향을 미쳐, 우리 몸의 체액에서도 유사한 현상이 상응하여 발생한다. 만월 때에는 머리 부위의 기혈이 제일 충만하고, 내분비 계통의 기능이 가장 왕성하며 정서적으로 쉽게 격동한다. 또한 여성의 월경, 체온, 호르몬, 성기관의 상태, 면역 기능과 심리상태 등도 한 달을 주기로 변한다. 영아의 출생률은 보름달일 때 가장 높고 초승달일 때 가장 낮다.

대자연의 생태계에서 자신의 평형을 유지하기 위해서는 자연의 정상적인 변화 법칙을 지키고 이상 기후변화의 영향을 방지해야 한다.

양생의 기본원칙 : 2. 사회환경에 잘 적응한다

　사회환경은 한편으로는 인간의 물질생활에 필요한 자료를 제공하여 생리적인 욕구를 만족시키고, 다른 한편으로는 사람의 심리활동을 촉진하거나 제약하여 생리적·심리적 동태평형에 영향을 미친다.

　사회의 각종 요인들은 정서의 중개를 통해 인체 기능에 악영향을 미쳐 질병을 일으킬 수 있다.

　최근들어 인류의 생명을 위협하는 것은 심혈관계 질병, 뇌혈관 질병, 암, 갑작스런 사고 등이다. 이들 요인에 의한 사망자는 전체 사망자 수의 80% 이상을 차지하는 것으로 나타났으며, 이들 질병의 발병은 사회요인 및 심리요인과 밀접한 관계가 있음이 밝혀졌다. 이와 같은 사실은 인간의 건강과 질병이 사회의 발전 변화에 상응한 변화를 한다는 것을 나타내며, 사회생활 중 사회의 도덕관념, 경제상황, 생활수준, 생활방식, 음식습관, 주거환경, 사회적 지위, 인간관계 등의 요인이 인간의 정신과 육체 건강에 직접 영향을 미친다는 것을 보여주는 것이다.

양생의 기본원칙 : 3. 심신을 함께 돌보며, 동정을 적절히 조합한다

 심(心)이란 정서·의식·사유 등 심리활동 및 외부로 표출되는 모든 생명활동을 말하며, 신(身)이란 형체를 가진 근육·골격·혈맥 등 조직기관으로 물질적 기초를 말한다. 심과 신은 상호 의존하고, 상호 영향을 미치는 불가분의 관계에 있다. 따라서 심신을 함께 돌보아야 신체와 정신이 통일된 기능을 할 수 있다.
 고대 노장(老庄)학파에서는 양생을 위해 정(靜)적인 것을 중시하였고, 여씨춘추(呂氏春秋)로 대표되는 파에서는 양생을 위해 동(動)적인 것을 중시하였다. 이들의 양생방법은 각자 중요시한 부분은 다르나 본질적으로는 모두 동정결합(動靜結合)과 심신공양(心身共養)을 통하여 양생의 목적을 달성할 수 있다고 하였다.

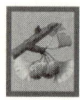 양생의 기본원칙 : 4. 생체기능과 질병 저항력을 기른다

양생에서는 인체의 정기보양을 특히 중시하며, 이를 통하여 생명의 활력과 자연적응능력을 증강하여 건강장수의 목적을 달성한다. 정기(正氣)란 건강을 유지하기 위하여 인체의 각 기관이 생리기능을 하도록 하는 동력과 병에 저항하는 능력으로, 정기에는 인체의 외부보호기능, 면역기능, 조절기능이 포함된다.

양생에서는 정기를 보양하기 위해 신장과 비장의 기능을 중요시한다. 동양의학에서는 신장을 선천지본이라 하여 태어날 때부터 부모로부터 유전적으로 물려받은 기능으로 보았으며, 현대적 개념으로 보면 호르몬 계통·자율신경 계통 및 면역 계통과 밀접한 관계가 있다. 신장이 허약하면 이런 계통에 이상이 생기고, 인체기능의 광범한 부분에 영향을 미쳐 질병이 발생하거나 조기 노화 증상이 나타날 수 있다.

비장은 후천지본이라 하며 역대 의학자들도 비장을 생명지본·건강지본이라 하여 음식 조절, 약물요법, 정신요법, 침구안마, 기공 등 여러 가지 방법으로 비위 계통을 돌보았다. 현대적 개념으로 보면 비위는 음식물을 통해 전신에 영양을 공급하는 소화기관의 기능을 말하며, 적절한 영양공급과 정상적인 소화기관의 기능 유지는 생명활동을 보장하고, 면역력 증강 및 질병 예방에 중요한 역할을 한다.

하늘이 준 명, 천수를 누리려면 양생에 힘써라

사람은 누구나 생·로·병·사의 과정을 거친다. 생·로·병·사는 생명의 자연법칙이다. 인체는 성숙한 이후 나이를 먹어감에 따라 신체의 형태, 구조 및 기능이 일련의 퇴행성 변화를 거친다. 예를 들면, 적응능력의 감퇴, 저항능력의 저하, 발병률의 증가 등이 퇴행성 변화이며, 이러한 변화를 모두 가리켜 노화라고 한다.

노화는 비교적 장기간의 과정이다. 생리적인 노화는 생명의 필연적인 과정이지만 양생을 통하여 노화를 늦출 수 있다. 예로부터 생명의 기한을 천수(天壽), 즉 선천적으로 타고난 수명이라 했으며, 대략 120세로 보고 있다. 천수를 누리려면 양생에 힘써야 한다.

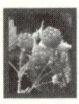 ## 천수가 길어질 수도 있다

　19세기 이래 노화에 관한 수많은 연구가 이뤄졌지만 아직도 명쾌한 답을 얻지 못했다. 그러나 노화는 유전적인 요인에 의해 기본 틀이 결정되고 환경적인 요인이 부수적으로 영향을 미치는 것으로 보고 있다. 과학자들은 사람의 수명은 부모의 계획된 생명정보가 생식세포, 즉 정자와 난자를 통해 자손에게 물려지는 것으로 생각하고 있다. 이와 같은 정보를 지닌 유전자를 수명유전자 또는 노화유전자라 한다.

　최근 유전자공학, 면역학, 분자생물학, 단백질화학 등 최신 과학기술의 발전에 따라 노화에 대한 연구가 새로운 단계에 접어들고 있다. 특히 인간 유전자에 대한 게놈 프로젝트가 완료되면서 노화 원인에 대한 연구 역시 가속화될 것으로 보인다. 인간의 평균수명은 증가하나 최대 수명은 거의 변화가 없다는 종래의 관념이 깨질 날도 멀지 않았다.

잘못 알기 쉬운 장수 상식

콜라겐으로 주름살 예방, 노화 방지 : 공신력은 없다

콜라겐은 섬유성 단백질의 일종으로 세포와 세포 사이를 연결하는 역할을 한다. 사람의 몸에서는 장기를 감싸는 막, 관절 연골, 눈의 각막, 뼈와 피부 등에 주로 있다.

특히 뼈를 구성하는 칼슘의 접착제 기능을 하고, 피부 진피층의 구성요소로 매우 중요하다. 나이가 들면서 콜라겐이 생산되는 양이 줄어들어 피부가 노화되고 주름살이 생기는 것으로 보인다.

콜라겐이 주름살 예방 및 피부 노화방지에 좋다는 소문이 퍼지면서 먹는 콜라겐을 찾는 사람들이 늘고 있다. 콜라겐 열풍이 불면서 먹는 콜라겐과 바르는 콜라겐 제품이 쏟아져 나오고 있다.

그러나 노화로 부족해진 콜라겐을 먹어서 주름개선 및 노화방지를 한다는 것은 불가능하다.

왜냐하면 콜라겐을 먹으면 콜라겐이 필요한 곳에 쓰이는 것이 아니라 소화되어 영양소인 아미노산으로 변하며, 다시 인체에서 여러 과정을 거쳐야 다시 콜라겐으로 합성될 수 있다. 주름개선 및 노화방지에 도움을 받을 수는 있지만, 선전광고에서와 같은 극적인 효과는 논리적인 비약이다.

콜라겐은 닭발, 족발, 돼지껍질, 꼬리곰탕, 도가니탕 등에 많이 들어 있다. 평소 이런 음식을 먹으면 도움이 된다.

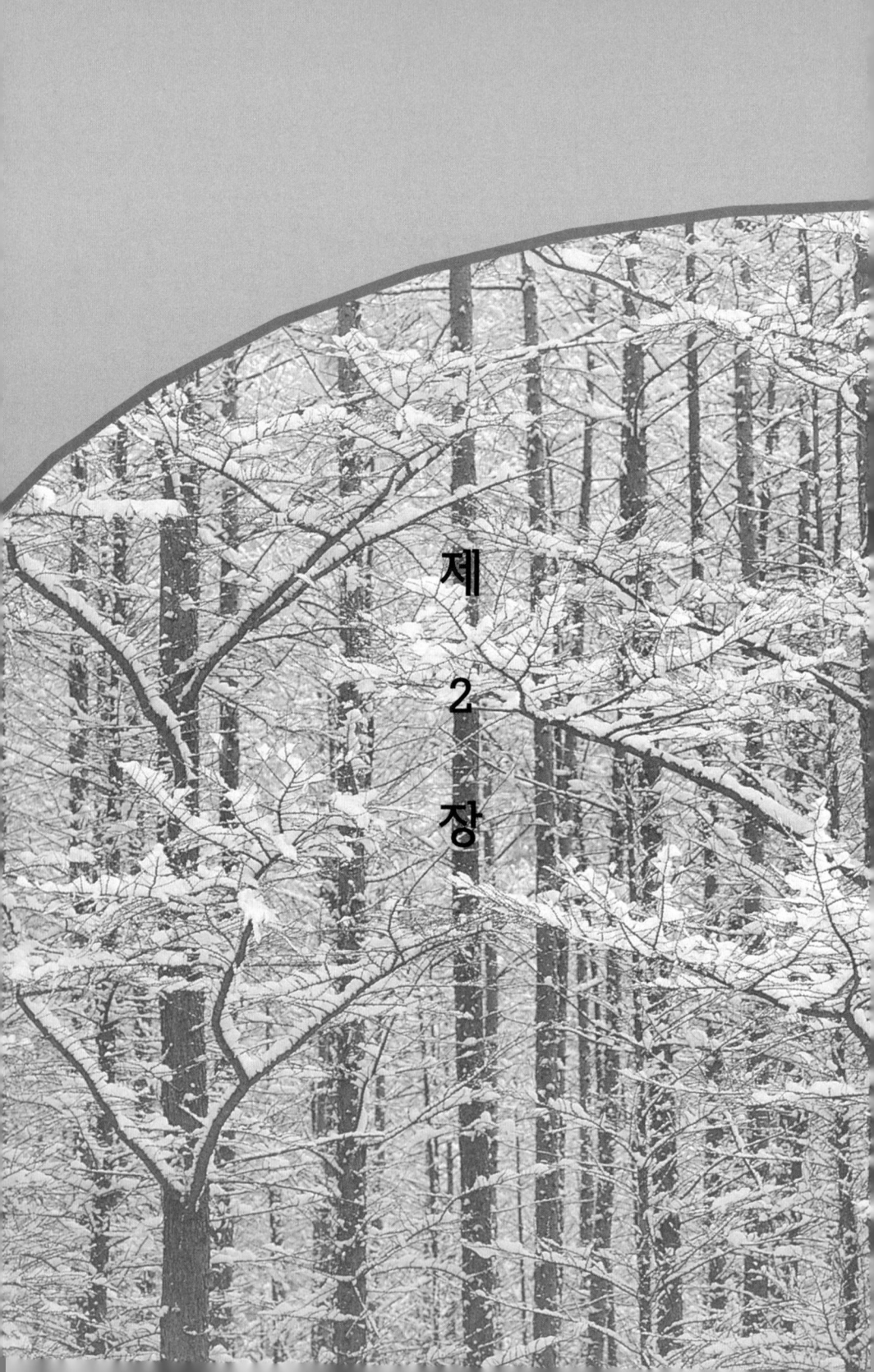
제 2 장

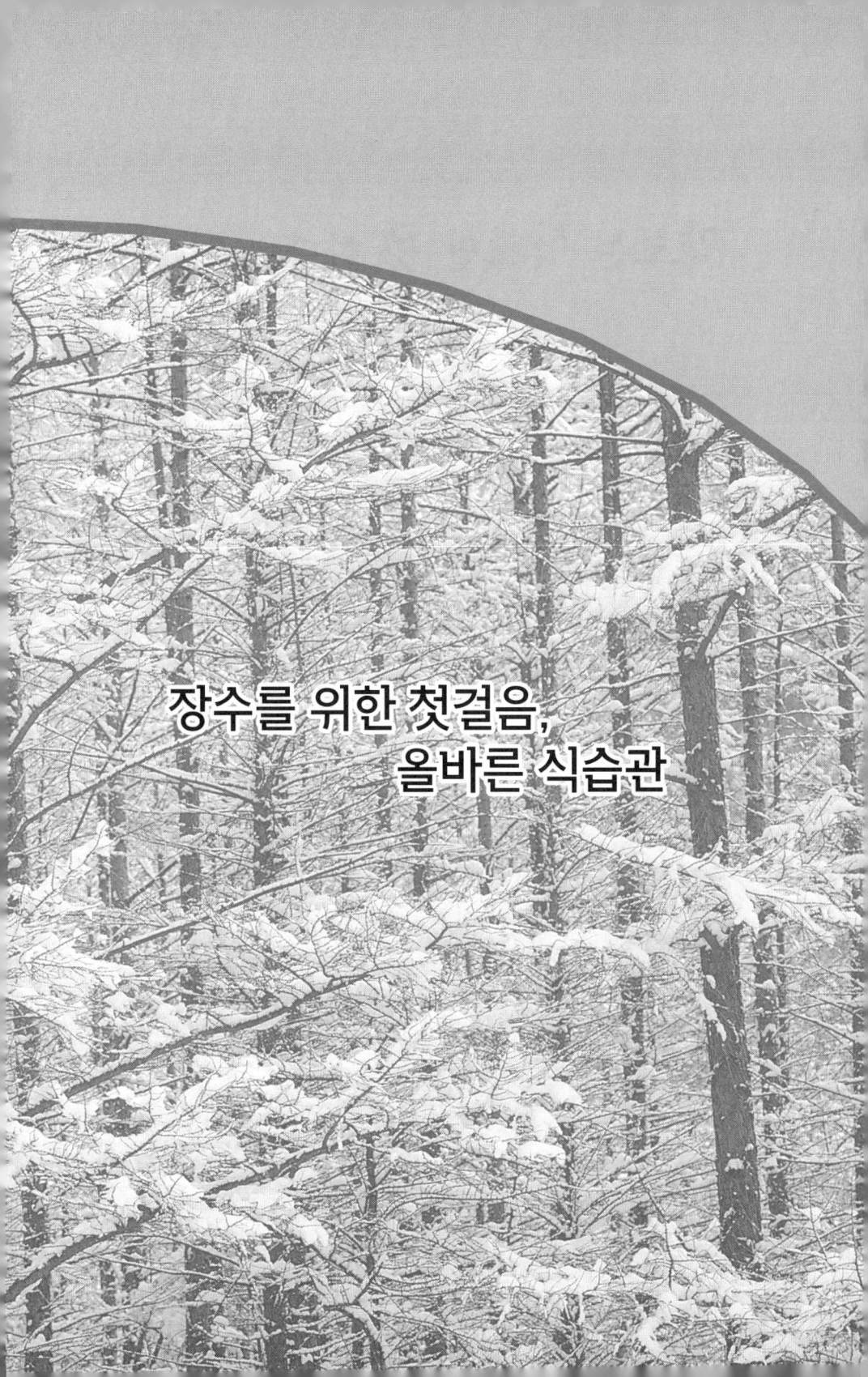

장수를 위한 첫걸음,
올바른 식습관

약보는 식보만 못하다

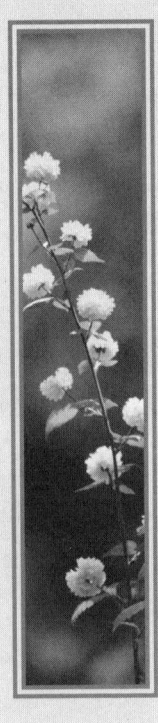

우리 선조들은 "약보(藥補)는 식보(食補)만 못 하다." 하여, 음식이 건강에 중요한 영향을 미친다고 인식하였다. 이와 같은 인식은 우리가 살고 있는 정보화시대에도 변함이 없다.

전통 영양학에서는 의식동원(醫食同源)사상을 바탕으로 음식물로 몸을 보하여 질병을 예방하고 치료할 것을 주장하였다.
 이와 같은 전통적인 음식요법을 약선(藥膳)이라 하는데, 질병 예방 및 치료는 물론 항노화, 장수 등에 응용가치가 높아 최근 들어 많은 주목을 받고 있다.

　현대에는 식품의 합리적 이용을 통한 생장발육촉진, 건강증진, 신체기능향상, 질병 예방 및 치료, 노화방지 등을 연구하는 종합성 학문으로 식이요법이 있다.

　음식양생은 현대영양학에서 중점을 두고 있는 영양소라는 개념과 전통 약선이 중점을 두고 있는 생체조절기능을 종합 운영하여 개인의 체질에 따라 섭생원칙을 정하고 그에 상응한 조치를 취하는 것이 그 핵심이다.

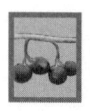 ## 잘못된 식습관이 건강을 해친다

우리는 음식의 홍수시대에 살고 있다 해도 지나친 말이 아니다. 신토불이 유기농 야채부터 햄버거, 피자까지 마음만 먹으면 이 세상의 음식을 모두 맛볼 수 있는 시대에 살고 있다. 넘쳐나는 음식을 얼마나 어떻게 먹을지 몰라 참으로 난감한 경우가 한두 번이 아니다.

음식은 인체의 생명을 유지하는데 가장 기본적인 요소이다. 예전에는 음식을 곡기라 하여 곡기를 끊으면 생명이 다하는 것으로 알았다. 이렇듯 음식은 생명을 유지하고 배고픔을 면하는 수단이었으나, 생활수준이 점점 향상되면서 사람들은 음식의 영양에 관심을 갖기 시작하였다. 그리고 영양 문제가 해결되면서, 사람들은 음식의 기호성, 음식과 질병과의 관계 등에 주목하면서 음식의 기능성을 중시하게 되었다.

부적절한 음식의 섭취는 체질을 변화시킬 수 있으며, 심지어는 질병을 일으킬 수도 있다. 예를 들어 장기적으로 맵고, 짜고, 달고, 느끼한 음식을 섭취한 사람은 열(熱), 담(痰), 습(濕)이 체내에 과잉 축적되어 고혈압, 각종 염증, 지방간, 고지혈증, 동맥경화, 비만, 당뇨, 중풍, 부종 등이 나타날 수 있다. 또한 날것이나 차가운 음식을 많이 먹으면 소화기관의 기능이 떨어져 만성 소화기질환의 원인이 될 수 있다.

음식이 우리의 건강에 미치는 영향은 실로 대단하다. 따라서 우리의 건강을 위해서는 합리적인 식습관이 가장 중요하다.

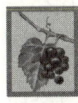 패스트 푸드와 슬로 푸드

빠르다, 느리다는 것은 상대적인 개념이다. 객관적으로 어떤 기준을 정하기도 마땅하지 않다. 그러나 우리가 일상 활동을 위해 걸어다닌다고 본다면 걸어다니는 속도가 기준이 될 수 있다. 걸어다니다 보면 여유롭게 이런저런 주변 풍경도 볼 수 있고 생각도 할 수 있고, 여러 상황에 충분히 대처할 수 있으므로 긴장할 필요가 없다. 반면 빠르게 가기 위해 뜀박질을 하거나, 말을 타거나, 자동차를 운전할 때는 그렇지 못하다. 모든 것이 빨라지면서 몸과 마음은 긴장하고 여유가 없으며 주변 사정을 돌아볼 틈이 없으니 사는 것이 각박하다. 그래서 어떤 사람들은 느리게 살자고 "느림"

예찬을 하는 경우도 있다.

 속도감이 붙어 있는 생활 속에서 패스트 푸드의 등장은 자연스런 현상이다. 서양의 대표적인 패스트 푸드가 햄버거라면 우리의 패스트 푸드는 라면, 김밥이다. 패스트 푸드는 요리하는 번거로움을 덜어주긴 했지만 영양가가 한정적이어서 계속 먹을 경우 영양의 불균형을 초래할 수도 있다. 피자, 햄버거, 콜라에 익숙해져 뚱뚱해지는 어린이가 있는가 하면 패스트 푸드 외에 다른 음식을 잘 먹지 않아 비쩍 마른 어린이도 있다. 패스트 푸드에 익숙해져 가는 청소년들에게 전통적인 요리방법으로 만들어진 된장찌개나 김치와 같은 슬로 푸드를 자주 먹게 해야 영양이 균형을 이룰 수 있다. 번거롭더라도 자녀들과 함께 음식을 만들어 먹어보자. 음식의 영양은 물론 음식의 소중함을 함께 알 수 있는 기회를 많이 만들수록 아이는 몸도 마음도 건강해진다.

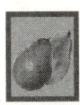 보기 좋은 정제식품은 쓰레기다

균이 하나도 없는 무균 환경에서 키운 쥐와 일반 환경에서 키운 쥐에 병원균을 투여하면 무균 환경에서 자란 쥐가 병원균에 쉽게 감염되어 병에 걸린다. 이는 적절한 외부의 자극이 면역력을 강화시켜 병에 대한 저항력을 길러주는데 유익하다는 사실을 보여주는 예이다. 살다보면 우리 주변에는 지나치다 싶을 정도로 유난히 깔끔 떠는 사람이 있다. 그렇다고 이런 사람들이 다른 사람보다 더 건강하다고 확신할 수는 없다.

음식도 마찬가지다. 흰쌀 · 흰밀가루 · 흰설탕과 같은 정제식품들은 보기에는 좋으나 비타민 · 미네랄 · 섬유질 등이 제거되어 영양대사에 불리하며, 이런 식품을 계속 먹을 경우 생체대사가 제대로 이뤄지지 않아 온갖 질병이 발생될 수 있다. 그래서 이런 식품을 정크 푸드, 즉 쓰레기 식품이라 한다.

정크 푸드를 먹기 때문에 야기된 비타민과 미네랄의 부족을 보충하기 위해 종합비타민을 복용하는 경우가 많다. 그러나 이 경우 여러 성분이 일률적으로 첨가되어 있어 인체에 해로울 수 있다. 특히 필요 이상의 비타민 D, E와 같은 지용성 비타민의 경우에는 쉽게 배출되지 않아 인체에 독성을 나타낼 수 있다.

흰쌀, 흰밀가루, 흰설탕 대신 현미, 통밀가루, 흑설탕을 먹어보자. 현미와 통밀가루에는 비타민 B군, 미네랄, 섬유질이 풍부하여 영양대사를 원활히 해주는 기능이 있다. 또한 흑설탕에는 미네랄이 풍부하여 대사기능을 촉진시키는 작용이 있다.

체질에 맞는 음식을 먹자

실험기기가 발달되지 않았던 시대에는 오랫동안 식생활을 하면서 경험으로 얻어낸 임상 결과를 토대로 식품의 기능을 분류하였다. 이러한 분류체계는 성분이나 효능에 익숙한 현대인에게 좀 낯설게 느껴질지 모르나 그 자체에 훌륭한 가치를 내포하고 있으며, 실생활에도 응용할 수 있다. 예로부터 식품의 성질을 평성, 한량성, 온열성으로 구분하여 그 기능을 인체의 상황에 맞게 응용하였다. 식품은 성질이 평이한 평성이 가장 많고, 그 다음이 온열성이며, 한량성이 가장 적다.

평(平)성 식품은 성질이 차지도 뜨겁지도 않은 평이한 성질의 식품으로 소화 촉진, 식욕 촉진, 체력 증진, 면역 증진 등의 기능이 있다. 쌀, 옥수수, 양파, 고구마, 감자, 냉이, 배추, 토란, 완두, 당근, 검은콩, 팥, 대두, 땅콩, 검은깨, 포도, 목이버섯, 해파리, 조기, 미꾸라지, 청어, 고등어, 잉어, 돼지고기, 족발, 붕어, 계란, 장어, 메추리, 메추리알, 꿀, 쇠고기, 우유, 은행 등이 여기에 속한다.

온열(溫熱)성 식품은 성질이 따뜻하거나 뜨거운 식품으로 일반적으로 양기(陽氣)를 돋우고 혈액순환을 촉진하며 한기(寒氣)를 몰아내는 작용이 있으므로 주로 몸이 차가운 음체질이나 몸의 기능이 저하되어 나타날 수 있는 한성(寒性) 병에 이용된다. 수수, 찹쌀, 부추, 생강, 파, 갓, 마늘, 호박, 모과, 식초, 살구, 복숭아, 앵두, 석류, 매실, 밤, 대추, 호두, 새우, 연어, 해삼, 닭고기, 염소고기, 양고기, 개고기, 달래, 양유, 맥주, 고추, 겨자, 후추, 산초, 술, 계피 등이 여기에 속한다.

한량(寒凉) 식품은 성질이 차거나 시원한 식품으로 영양 보충, 해열, 소염, 혈압 강하, 해독 등의 기능을 가지고 있으므로 주로 몸이 뜨거운 열성 체질이나 신체기능이 항진된 열성 병에 사용된다. 쇠비름, 씀바귀, 연근, 게, 소금, 된장, 토마토, 감, 고사리, 김, 파래, 다시마, 죽순, 수박, 참외, 바나나, 오이, 다슬기, 조, 보리, 메밀, 녹두, 두부, 밀, 가지, 무, 유채, 시금치, 비름나물, 미나리, 감귤, 사과, 배, 망고, 율무, 녹차, 송이버섯, 오리고기, 오리알 등이 여기에 속한다.

열성 체질은 한량 식품을 먹어야 음양이 균형을 이룬다

음식 양생에는 열자한지 한자열지(熱者寒之 寒者熱之) 원칙이 있다. 즉 몸에 열이 있는 사람은 찬 성질의 음식을 먹어야 음양 균형을 이룰 수 있고, 몸에 차가운 기운이 있는 사람은 따뜻한 성질의 음식을 먹어야 음양 균형을 이룰 수 있다는 원칙이다.

몸에 열이 있다는 의미는 실제 체온이 다른 사람보다 높아 만져 보면 열감을 느끼는 증상 이외에 신체적으로 기능이 항진되어 나타나는 양적인 현상을 모두 가리킨다. 예를 들면, 쉽게 갈증을 느낀다거나, 염증이 있다든가, 변비가 있다든가, 고혈압이라든가 하는 증상이 모두 여기에 속한다. 반면 몸이 차갑다는 것은 체온이 낮은 증상 이외에 몸의 기능이 저하되어 나타나는 음적인 현상을 모두 말한다. 예를 들면, 차가운 음식을 먹으면 쉽게 배탈이 난다든가, 저혈압이라든가 하는 증상이 여기에 속한다.

몸에 열이 많은 사람이 고춧가루가 듬뿍 들어 있는 열성 음식을 계속 먹으면 열과 열이 합해져 화(火)로 발전하고, 다시 화는 염(炎)증으로 발전하여 몸이 화염에 휩싸인다.

 맛을 보면 기능을 알 수 있다

쓴맛을 내는 물질에는 알칼로이드, 고미성 배당체, 케톤류 등이 있는데, 일반적으로 소염·항균작용이 있으며 소량 먹었을 때는 식욕을 촉진한다. 열을 식히고 위로 올라오는 것을 내려주며 습을 말려주는 작용이 있으므로 열성 체질이나 열성 병에 주로 사용된다. 씀바귀, 달래, 녹차, 은행, 파래, 연잎 등이 여기에 속한다.

단맛은 화학 구조상 -OH기가 있는 당류, 당알코올이 가지고 있는 맛으로 대부분 체내에서는 열량을 만드는데 사용된다. 또, 단맛은 통증을 완화시켜 주는 역할도 한다. 곡류를 포함한 대부분 식품이 여기에 속한다.

　매운맛은 체내에서 열을 내거나 혈액의 흐름을 원활하게 해준다. 기의 흐름을 촉진시키고 발산시키는 작용이 있으므로 주로 외부로부터 들어온 나쁜 기운을 몰아낼 때 사용된다. 생강, 마늘, 갓, 무, 양파, 겨자, 유채, 마늘, 파, 산초, 부추, 계피, 고추, 후추, 달래, 술 등이 여기에 속한다.

　짠맛의 성분은 무기·유기의 알칼리염으로서 주로 음이온에 의하여 짠맛을 내며, 양이온은 오히려 쓴맛을 낸다. NaCl이 가장 순수한 짠맛이며, 1% 농도가 가장 기분 좋은 짠맛이다. 스트레스로 뒷목 부위의 근육이 단단하게 뭉치는 경우 짭짤한 맛의 음식은 이를 부드럽게 해주는 작용이 있다. 소금, 김, 해파리, 파래, 다시마, 게, 해삼 등이 여기에 속한다.

　신맛은 향기를 동반하는 경우가 많으며, 미각의 자극이나 식욕을 촉진하는 작용이 있다. 용액 중에 해리 되어 있는 수소 이온과 산분자 때문에 신맛이 난다. 신맛은 흡수하고 빠져나가는 것을 막아 주는 작용이 있으므로 식은땀을 많이 흘리는 경우나 만성 설사 등에 주로 응용된다. 식초, 감귤, 레몬, 살구, 모과, 석류, 매실, 포도, 유자 등이 여기에 속한다.

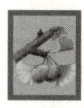 **약을 먹을 때는 음식을 주의한다**

　일반적으로 약을 먹을 때는 식후에 물과 함께 먹는 것을 원칙으로 한다. 식사 중에 먹거나 다른 음료수와 같이 먹으면 약물의 흡수가 방해받는 것은 물론 음식의 성분과 약물이 결합하여 약효를 반감시키고 부작용을 일으킬 염려도 있기 때문이다.

　한증, 체질허약자, 소화기능이 약한 사람은 차거나 날것을 피한다. 소화불량, 비만, 고혈압, 관상동맥경화증, 담석증, 황달, 폐렴, 고열이 있는 사람은 기름에 볶고 튀긴 음식을 피한다. 열성 병에는 매운 것을 금한다. 각종 급성병, 피부병, 감염성 질환, 간염, 수술 후에는 알레르기를 일으킬 수 있는 비린내나는 생선, 돼지머리고기, 토란, 죽순, 부추, 냉이, 복숭아, 우유 등을 삼간다. 이들 음식들은 종종 병을 일으키거나 재발 또는 악화시킨다.

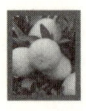 ## 적게 먹어야 장수한다

우리가 먹을 것이 모자라 영양실조로 쩔쩔맬 때, 서양에서는 맥케이라는 영양학자가 쥐 실험을 하였다. 한 그룹의 쥐에게는 마음대로 먹게 하고, 다른 그룹의 쥐에게는 먹는 것을 통제하였다. 이런 조건에서 쥐들의 수명을 측정해본 결과, 먹는 것을 통제한 그룹의 수명이 훨씬 길게 나왔다. 이것이 맥케이의 제한 급식론이다.

포만감을 느껴야 직성이 풀리는 우리, 3차까지 가고야 마는 우리를 위해 좋은 실험을 했다고 생각하면 그런 대로 위안이 될 법하다. 예로부터 우리 조상들도 부족한 듯 먹는 것이 건강에 좋다고 하였다.

그러면 얼마나 먹어야 하는가?

우리 조상들은 쥐 실험은 안 했지만 임상 경험적으로 제시한 양은 70% 정도이

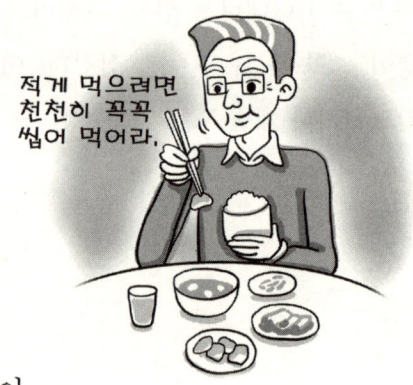

적게 먹으려면 천천히 꼭꼭 씹어 먹어라.

다. 배가 고픈 듯, 아쉬움이 남을 때 수저를 놓으라 했다.
 적게 먹으면 수명을 30% 연장시킬 수 있다고 한다. 장수하려거든 적게 먹어라! 그리고 적게 먹으려거든 천천히 꼭꼭 씹어 먹어라. 음식물을 꼭꼭 씹는 동작은 면역력을 증강시켜 신체의 저항력을 길러주는 일거양득의 효과가 있다.

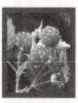 채식과 생식으로는 장수하기 어렵다

 요즈음 생식이 유행이다. 마치 생식을 먹으면 금방이라도 건강해질 것 같은 느낌이 들 정도다. 또 어떤 사람들은 육식이 건강을 해친다고 채식을 해야 건강해질 수 있다고 주장한다. 채식과 생식이라니 먹을 것이 없어 초근목피로 연명하던 시대의 음식 형태가 아닌가? 영양실조로 평균수명이 40세도 못 되던 시절의 음식이 아닌가?
 인류는 불을 발견하면서 날 음식을 익혀서 소화되기 쉬운 음식 상태로 바꾸었다. 또한 음식에 붙어 있는 병균들도 제거할 수 있어 일거양득이었다. 이렇듯 불을 이용한 화식은 인류의 음식문화와 건강증진에 지대한 영향을 미쳤다.
 가공식품이 넘쳐나면서 여러 가지 화학 식품첨가물이 건

강을 위협하고, 고기를 너무 먹어 영양 과잉인 시대이기 때문에 채식이나 생식이 건강에 좋다고 하는 의미는 알겠다. 그렇다고 생식이나 채식이 합리적인 식생활을 대변할 수는 없다. 예로부터도 오곡위기(五穀爲氣 : 곡류의 탄수화물로 열량을 얻음), 오축위익(五畜爲益 : 육류의 단백질로 몸에 이롭게 함), 오과위충(五果爲充 : 과일을 보충하여 대사기능을 도움)이라 하여 여러 가지 음식을 골고루 먹으라고 하였다. 이러한 원리는 현대 영양학에서도 동일하다.

골고루 먹고, 넉넉한 마음을 가지며 분에 넘치지 않는 생활을 하는 것이 건강에 더욱 중요하다.

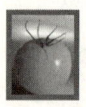 표고버섯은 장수식품이다

동물실험 결과 일부 버섯류의 단백 다당체성분이 면역체계를 활성화시켜 효과적으로 암의 성장을 억제한다는 사실이 밝혀졌다. 그 이후 버섯을 소재로 한 수많은 제품들이 쏟아져 나왔다. 그 동안은 영지버섯·운지버섯·동충하초를 이용한 제품이 주를 이루었으나, 최근에는 차가버섯이다, 상황버섯이다 하여 또 다른 종류의 버섯들이 세인들의 관심을 끌고 있다. 버섯류는 항암효과 외에 콜레스테롤과 혈지방을 내려주고 지방간을 개선하며 혈압을 조정해주는 기능이 있다.

　우리가 흔히 먹는 표고버섯은 항암효과가 매우 우수하여 일본에서는 표고버섯에서 렌티난이라는 단백다당류를 분리하여 면역증진제로도 응용하고 있다.

　우리 속담에 "등잔 밑이 어둡다."는 말이 있다. 생소한 이름의 버섯보다는 오늘부터 술안주로 표고버섯전, 밥 먹을 때 표고버섯된장찌개 · 표고버섯무침을 먹어보자. 이만하면 건강식이 되지 않을까?

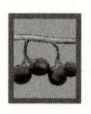 **회식은 1차로 끝낸다**

　우리 사회는 회식문화가 일상화되어 있는 사회이다. 직원들 간에 서로 우의도 다지고 직장에서 받은 스트레스도 풀고, 또 부하를 격려도 할 겸 이래저래 회식을 피할 수는 없다. 1차 회식자리에서 식사를 하면서 "위하여!"를 외치며 건배를 한다. 이 정도면 근사한 회식이다. 그런데 언제부터인지 뒤풀이다 하여 2차, 3차 회식자리가 이어지면서 과음과 과식으로 인한 피해가 건강에 지대한 영향을 초래하였다. 몸은 피곤하여 신체기능이 떨어져 있는데 기름진 안주가 들어와 몸에 차곡차곡 쌓이고, 술을 해독할 수 있는

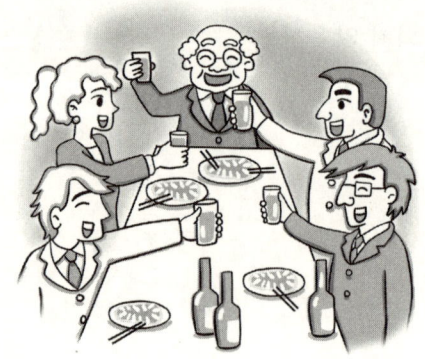

능력이 부족하여 간에 부하가 걸린다. 회식으로 과잉 섭취되는 열량이 무려 3000kcal나 된다. 그리고 이를 소모시키려면 일 주일 동안 열심히 운동을 해야 한다. 이런 상태가 자주 일어나면 만성피로, 지방간, 비만으로 이어질 수 있다. 우리에게는 내일이 있다. 내일을 위해 2차, 3차를 아껴 두자.

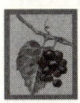 콜레스테롤에서 남성호르몬이 만들어진다

1980년대 초 미국에서 생활을 할 때 물건을 사기 위해 슈퍼마켓에 갔는데 한쪽에서 사람들이 죽 줄을 서서 기다리고 있었다. 무슨 영문인지 몰라 물었더니, 콜레스테롤 수치를 측정하기 위해 줄을 선 것이라고 했다. 이때만 해도 우리는 먹거리가 넘쳐나는 생활을 하지 못할 때였으므로 그들을 보면서 풍요도 병이란 생각을 했었다.

그런데 십 수년이 지난 지금, 건강에 대해 이야기를 할 때마다 콜레스테롤의 폐해에 대해 너무 자주 들어 '콜레스테롤은 무조건 건강에 나쁘다'고 생각한다. 동양의학을 오랫동안 공부한 사람 중에도 이런 생각을 가지고 있는 사람들이 있는 것을 보고 다소 놀랐다.

　남성을 남성답게 하는 남성호르몬인 테스토스테론이나, 칼슘 흡수를 촉진하여 뼈를 튼튼하게 하는데 작용을 하는 비타민 D가 콜레스테롤로부터 합성된다는 사실을 알아두자. 적정량의 콜레스테롤은 신체기능에 필수적이다.

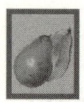 과잉의 콜레스테롤은 혈액순환을 방해한다

　생리적으로 중요한 콜레스테롤이 사람들로부터 천대받기 시작한 것은 그리 오래된 일이 아니다. 먹거리가 풍부해지면서 과잉 섭취된 콜레스테롤이 혈관에 쌓여 혈액순환을 방해하고 그 결과 심장병이나 중풍과 같은 심혈관계통의 질병을 유발하기 시작했기 때문이다.

　배가 나온 사람이나 영양 과다섭취로 체중이 표준체중 이상인 사람들은 머릿고기, 곱창, 새우, 게, 생선알, 달걀노른자 등 콜레스테롤을 많이 함유한 식품의 섭취를 자제해야 한다. 그러나 정상 체중인 사람들은 걱정할 필요가 없다. 기분 좋게 먹고 활기차게 활동하는 사람에게는 콜레스테롤은 보약보다 훌륭한 역할을 할 수 있다.

 ## 건강에는 소주 반병이 적당하다

술을 마시면 위와 장에서 대부분 흡수되고, 간에서 분해 과정을 거친다.

간에서는 두 가지 알코올 해독 시스템이 작동한다. 한 가지는 부모로부터 타고난 ADH(알코올탈수소효소)시스템이고, 다른 한 가지는 후천적으로 개발된 MEOS(알코올산화시스템)이다.

MEOS는 술을 먹을수록 기능이 좋아진다. 그래서 술은 먹을수록 는다고 하는 것이다. 그러나 간이 무리 없이 분해할 수 있는 술의 양은 소주 반병 정도이다. 그 이상은 간에 무리를 줄 수 있다.

간은 인체의 화학공장이다. 내부적으로 필요한 물질을 만들고 외부에서 들어온 물질을 분해하여 해독하는 기능을 가지고 있다. 그리고 하는 일이 많다보니 웬만한 손상에도 재생력이 뛰어나다. 간세포가 손상되면 GOT, GPT 수치가 높아진다. GOT, GPT는 건강한 간세포 내에서 활동하는 효소들이다. 그러나 간세포가 파괴되면 간세포 밖으로 빠져나와 혈관을 타고 옮겨 다닌다. 그러므로 혈액검사를 통해 이 수치를 측정하면 간의 기능을 예측할 수 있다.

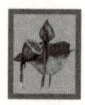 ## 숙취에는 지구자와 갈화가 매우 좋다

간에서 술이 해독되는 과정에서 생성된 아세트알데히드는 구토, 메스꺼움, 안면홍조, 두통의 원인이 되고 간 손상을 유발하여 알코올성 간질환을 유발한다.

그렇기에 피하지 못할 술자리라면 술을 천천히 마시고, 숙취 해소에 도움이 될 수 있는 기능성 식품을 먹어두면 간 손상을 예방할 수 있다. 또 안주로 표고버섯을 먹으면 도움이 된다. 또한 음주 전후에 지구자, 갈화, 산사자, 나복자 등을 끓인 물을 마시면 숙취 증상이 개선되고 간을 보호할 수 있다.

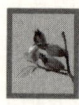 ## 폭탄주는 시한폭탄이다

폭탄주의 기원은 알 수 없다. 그러나 말 그대로 폭탄과 같은 위력을 가진 술이라는 의미가 아닐까 하고 유추해본다. 폭탄주의 제조과정을 자세히 살펴본 적은 없지만 기폭제에 해당하는 독한 술을 작은 잔에 따른 후 큰 잔에 있는 술과 정교하게 결합시키는 것으로 기억된다.

다. 폭탄주의 제조과정을 자세히 살펴본 적은 없지만 기폭제에 해당하는 독한 술을 작은 잔에 따른 후 큰 잔에 있는 술과 정교하게 결합시키는 것으로 기억된다.

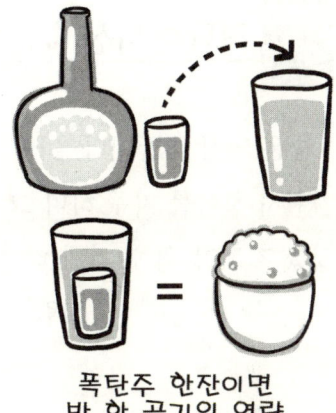
폭탄주 한잔이면 밥 한 공기의 열량

　폭탄주 한 잔은 밥 한 공기의 열량과 맞먹는다. 따라서 이 열량을 소모시키려면 하루 운동량의 활동이 필요하다. 그렇지 않으면 열량이 쌓이고 쌓여 비만의 원인이 될 수 있다.

　또한 폭탄주의 기습 공격을 받은 간세포는 도망가다 지쳐 간세포이기를 포기하고 지방세포로 변한다. 소위 지방간이 되는 것이다. 이런 상태가 계속되면 지방세포는 뻣뻣한 섬유세포를 거쳐 딱딱한 상태인 간경화에 이른다. 이쯤 되면 간은 폭탄주의 융단 폭격으로 쑥대밭이 되어 간으로서의 기능을 포기한 것이나 다름없다.

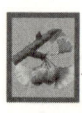 적당히 마신 술은 약이 된다

술은 열성 식품이다. 어떤 사람은 맥주를 마시면 장이 차가워져 설사를 자주 하니 그 성질이 차갑다고도 한다. 맥주 맛을 지키기 위해 차게 해서 먹기 때문에 장 기능이 약한 사람이 차가운 맥주를 많이 마시면 장 기능이 눈에 띄게 떨어져 설사가 일어날 수도 있다. 그러나 맥주는 술이기 때문에 그 자체가 가진 성질은 열성이다.

적당량의 술을 마시면 혈액순환을 촉진하여 건강에 유리하다. 그렇다면 적당량이란 얼만큼의 양을 말하는 것인가? 아마도 반주로 한두 잔 정도일 것이다.

이러한 원칙을 생활 속에서 잘 지키는 사람들이 프랑스 사람들이다. 그들은 식사 때마다 반주로 포도주 한 잔을 마신다. 이것이 프랑스 사람들의 장수 비결이라 하여 학자들

사이에서는 포도주의 폴리페놀 성분이 역할을 했을 것이라고 말하고는 한다.

 그러나 이러한 효과는 어느 한 가지 성분에 의한 것이라기보다는 적당량의 알코올이 신진대사를 촉진시켜 얻어지는 종합적인 효과라고 보는 것이 타당하다. 몸도 피곤하고 고민도 많고 잠도 오지 않을 때 적당량의 술을 마시고 푹 자고 나면 몸이 개운함을 느낀다. 이 정도면 술이 약이 되지 않을까?

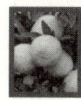 **오가피주는 관절염을 치료한다**

 알코올은 원래 의약용으로 중추신경억제제로 이용되었다. 아마도 환자를 알코올에 취하게 해서 몽롱하게 한 다음 수술을 했을 것으로 추측된다.
 알코올은 미생물 표면의 단백질을 변성시켜 무력화시킬 수 있어 지금도 소독제로 사용한다. 이 밖에도 우리 조상들은 신진대사기능이 저하되어 올 수 있는 관절질환 치료에 술을 이용하였는데, 그 술이 바로 오가피주이다.
 관절질환 환자가 오가피주를 마시면 관절 부위의 혈액순

환이 빨라져 통증이 줄어들고 오가피 속의 관절치료 성분이 신속히 이동하여 작용할 수 있게 된다.

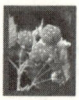 물만 먹어도 살이 찐다?

실제로 물만 먹어서 살이 찌는 경우는 없다. 아마도 음식을 많이 먹지 않는데 살이 많이 찌는 경우를 이르는 말일 것이다. 이는 대개 체질적인 원인에 의해 나타날 수 있는 현상이다. 체질마다 세포의 활동도, 즉 에너지 소비도가 다를 수 있다는 것이다. 비교적 움직이기를 싫어하고 성격이 느긋한 태음 체질의 사람들은 세포의 에너지 소비가 적어 비만이 되기 쉽다. 반면에 활동적이고 생각이 많은 소양·태양 체질의 사람은 잘 먹어도 좀처럼 살이 찌지 않는다. 에너지를 다 써버리기 때문이다.

살이 찌는 현상은 섭취한 음식의 영양분을 전부 소모시키지 못하고 남은 것을 몸에 쌓아두기 때문에 생기는 현상이다. 체내에 남아 담(痰)이 되고 습(濕)이 된다. 그래서 양생학에서는 비만이 되기 쉬운 체질을 담습체질이라 한다.

담이란 현대 개념으로 보면 혈지방이나 체지방으로 볼

수 있으며, 습이란 부종이 있는 상태를 말한다.
 몸무게의 불균형을 조절하기 위해 음식물 섭취를 줄여야 하며, 운동으로 몸에 남아 있는 에너지를 소비시켜야 한다.

비만은 현대병의 원인이 된다

 비만은 비만 그 자체가 위험한 것이 아니라 비만에 의해 나타날 수 있는 여러 가지 현대병의 부작용 때문에 위험하다. 음식을 많이 먹다 보면 췌장의 인슐린 분비기능을 혹사시켜 당뇨병이 야기될 수 있다. 뚱뚱해진 곳까지 혈관을 만들어 영양을 공급해야 하므로 심장이 압력을 받을 수 있어서 심장병과 고혈압이 생길 수 있으며, 신장에 부담을 주어 부종이 발생할 수 있다. 또한 체내의 과도한 지방은 지방간, 담석증, 동맥경화, 중풍 등의 원인이 될 수 있고 체중의 과부하로 관절질환이나 요통이 올 수 있다. 예전에는 이런 병이 성인이 되고 나서 나타났기 때문에 성인병이라 불려졌으나 요즈음에는 나이에 관계없이 비만인 사람에게서 나타날 수 있어 현대병이라고 이름이 바뀌었다.

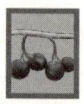 ## 비만과 전쟁을 하면 누가 이길까?

"테러와의 전쟁", "부패와의 전쟁". 이런 말들은 자주 들어 귀에 익숙한데, 최근 들어 심심찮게 들리는 "비만과의 전쟁"은 좀 낯설다. 그런데 왜 미국에서는 대통령이 비만과의 전쟁을 선포했을까? 그만큼 비만의 문제가 개인의 건강 차원을 넘어 사회와 국가에 커다란 위협이 되고 있다고 판단했기 때문일 것이다. 미국의 경우 비만 인구가 전체 인구의 30%를 넘어섰고 거리를 다니다 보면 표준체중의 200%가 넘어 자기 몸조차 제대로 가누기 힘들 정도의 심각한 비만인 사람들을 심심찮게 볼 수 있다.

우리도 예외는 아니다. 직장 남성의 40%가, 어린이들도 30% 정도가 비만 위험이 있다고 하니 이제 남의 나라 얘기가 아니다.

아무리 혹독한 전쟁도 국민의 30%를 폐인으로 만들지는 않는다. 이렇게 볼 때 미국이 비만과의 전쟁을 선포했다는 사실은 무리가 아니라는 것을 금방 알 수 있다.

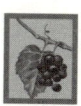 ## 표준체중을 20% 초과하면 비만이다

얼마 전 시골 초등학교에서 동창 운동회가 있었다. 거기서 시골 학교의 4학년 교실을 볼 기회가 있었다. 너무 오랜만에 들어가 보는 교실이었지만 아직도 고스란히 정겨운 느낌을 그대로 간직하고 있었다.

교실을 죽 둘러보는데 뒤쪽 게시판의 내용이 눈길을 끌었다. 내용은 음식의 영양과 비만에 관한 것들이 주를 이루고 있었다. 여기에는 표준체중을 구하는 법부터 표준체중을 20% 초과하면 비만이라는 내용도 있었다. 격세지감이 느껴졌다. 모두가 비쩍 말라 있었고 우리에게는 비만이라는 단어조차 없었던 그 시절, 점심을 못 먹어 먹음직스런 강냉이 빵을 배급받던 때가 엊그제 같았는데 비만의 위험성을 강조하고 있으니 격세지감이 느껴졌다.

나의 몸 상태가 비만인지 아닌지 알아보는 방법은 간단하다.

표준체중을 초과하면 비만인데, 표준체중은 키(cm)에서 100을 빼고 거기에 0.9를 곱해서 구한다. 우리나라 성인 여성의 평균키가 160cm이니, 여기서 100을 뺀 것에 0.9를 곱하면 표준체중이 54kg으로 나온다. 표준체중 54kg의 20%,

즉 10.8kg를 초과하면 64.8kg가 된다. 이 몸무게부터 비만이다.

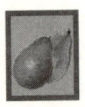 **다이어트에는 식이요법이 제일 중요하다**

다이어트라 하면 보통은 뚱뚱한 몸매를 날씬하게 바꿔줄 수 있는 여러 가지 조치쯤으로 알고 있다. 그러나 다이어트는 식이요법을 말한다. 음식을 조절하여 질병을 예방하고 치료에 도움을 줄 수 있는 방법을 식이요법이라고 한다. 비만을 탈출하기 위해서는 식이요법이 가장 중요하다. 왜냐하면 비만은 과잉 섭취된 영양분이 체내에 쌓인 상태이기 때문이다.

비만을 해소하기 위한 방법은 두 가지이다. 하나는 영양분 섭취를 제한하는 것이고, 다른 하나는 체내에 과도하게 쌓여 있는 영양분을 연소시키는 일이다. 두 가지 방법 중 어느 것이 경제적이고 쉬울까? 당연히 먹는 것을 통제하는 쪽이 쉽다. 많이 먹어 찐 살을 빼기 위해서는 이름도 모를 값비싼 다이어트 보조제를 먹어야 하고 시간을 내어 운동을 해야 한다. 심지어는 지방흡입술이라는 수술을 하기도 하고 심한 경우는 위를 절제하는 수술을 해야 한다. 이렇게 비경제적인 다이어트 방법이 어디 있는가?

조금만 먹자. 배불리 먹고 싶으면 섬유질이 풍부한 야채를 많이 먹고 물을 많이 마시자. 그러면 미인이 될 수 있다.

슈퍼에 가면 곤약이라는 식품이 있다. 곤약은 수분과 글루코만난이라는 식이섬유로 구성되어 있는 상급 다이어트 식품이다. 또 우리가 자주 먹는 미역도 훌륭한 다이어트식품이다.

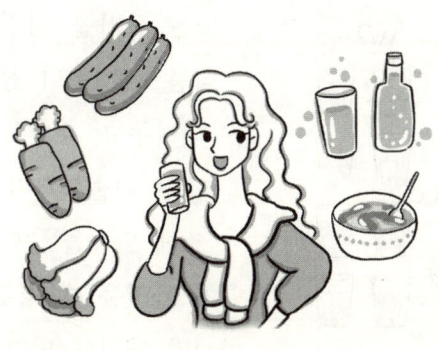

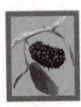 물이 미인을 만든다

    물은 주변에서 너무 쉽게 볼 수 있어서 그 중요성을 간과하기 쉽다. 때로는 좀 둔한 사람을 가리켜 물 같다 하는데, 이는 물의 진가를 모르기 때문에 하는 말이다. 우리 몸은 70%가 물로 되어 있고 하루에 2리터 이상의 물을 보충해 주어야 정상적인 생명활동을 영위할 수 있다.

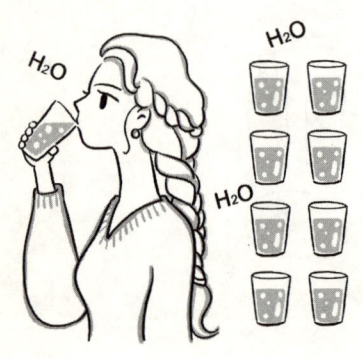

    물은 차가운 성질을 가진 식품으로 우리 몸의 열을 내려주고, 소변을 통해 독소를 배출시키며, 변비 해소에 도움을 준다. 열감기가 들었을 때 따뜻한 물을 마시면 해열도 되고 목의 가래도 희석된다. 다이어트와 피부 미용에도 충분한 물을 섭취하는 것이 필수적이다. 하루 8잔 이상의 물을 마시자. 그러면 나도 모르는 사이에 미인이 될 수 있다.

성공적인 다이어트를 위해서는 3박자가 맞아야 한다

 건강을 해치지 않고 안전하게 체중을 감량할 수 있는 기준은 한 달에 3kg 정도이다. 체지방 1g의 열량이 9kcal이니 3kg의 지방을 감량하기 위해서는 활동에 필요한 기초열량 외에 하루에 900kcal의 열량을 감소시켜야 한다. 어떻게 하면 효과적으로 체중을 줄일 수 있을까?

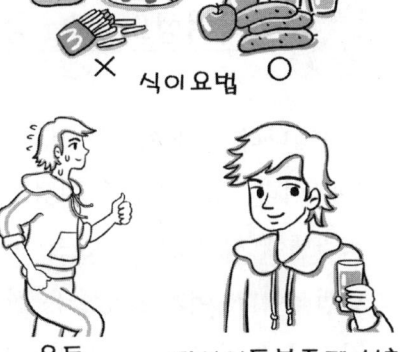

 식이요법과 운동, 다이어트 보조제 섭취의 세 가지를 병행하면 효과적이다.

 밥 한 공기의 열량이 300kcal이니 하루에 이 정도는 덜 먹어야 한다. 밥보다는 간식이나 피자, 햄버거를 줄이면 체중 감량에 효과적이다. 배고프면 물이나 과일 또는 야채와 같이 영양분이 적고 변비를 개선해 줄 수 있는 것을 먹는다. 평상시에 연잎, 진피, 결명자를 끓여 차로 대용하면 다이어트 효과를 볼 수 있다.

일주일에 3번 이상 땀이 살짝 날 정도의 유산소 운동을 하여 300kcal의 열량을 소모시킨다. 조깅, 러닝머신, 산보, 등산 등 어느 운동이든 괜찮다.

다이어트 보조제로 포만감을 유도하여 식사량을 감소시키고, 체내 지방의 연소를 촉진시켜 300kcal를 감소시킨다.

한국여성의 48kg 증후군

우리나라 성인 여성의 평균키가 160cm이니, 표준체중은 54kg이다. 그런데 많은 여성들이 더 날씬해져야 한다는 강박관념에 사로잡혀 48kg을 목표로 다이어트를 한다고 야단법석이다. 여기에 상술은 한술 더 떠 일주일에 몇 kg을 감량할 수 있다고 여기저기 광고다. 밥도 굶고 설사제 같은 다이어트제품을 겸한다. 이러면 머지않아 가슴이 두근거리고 어지럼증이 나타난다. 피가 모자라고 영양결핍증상에 생리불순까지 나타나는 것이다. 이런 증상이 계속되면 몸의 정상적인 균형이 깨져 목숨까지 위태로울 수 있다.

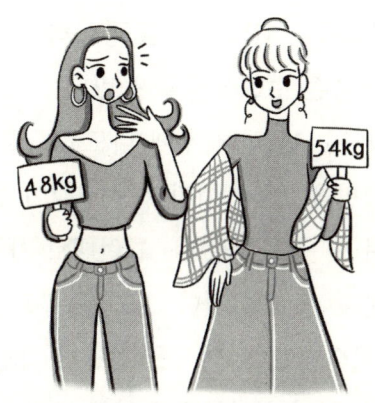

 표준체중은 정상적인 활동에 적합한 몸무게이며 원활한 생명활동을 유지하는데 적합한 상태이다. 한국여성들이여, 당신의 표준체중은 54kg임을 명심하자. 이만해도 당신은 눈부시게 아름답다.

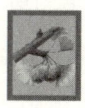 노래방에서는 노래만 불러라

 나는 노래방이 처음 생겼을 때 사람들이 돈을 내고 노래하러 간다는 사실을 이상하게 생각하였다.
 노래를 하면 남들한테 돈을 받고 하는 것으로만 생각하고 있었기 때문이다.

우리나라 사람들은 워낙 가무를 좋아하는 민족이라서 그런지 노래방 열풍은 수그러질 줄 몰랐다.
　노래방이 생기고 난 한참 후에 나도 식구들과 외식을 하고 2차로 노래방을 갔다. 아깝다는 생각이 들었지만 돈을 내고 돌아가며 몇 곡을 불렀다. 그런대로 가족과의 유대도 깊어지고 기분도 좀 좋아졌다. 노래를 부르면서 심리적으로는 기분이 전환되었고, 외식을 하면서 과잉 섭취한 에너지를 소비할 수 있어서 나름대로 양생 효과가 있었다. 그런데 요즈음의 노래방은 술을 마시고 안주를 먹는 등 노래방이 가졌던 건강 효과가 반감된 느낌이다.
　노래방에서는 기분 좋게 노래만 하라. 가급적이면 신나는 노래로 불러라. 그리고 목이 아프거나 노래를 더 잘하고 싶으면 평소에 도라지나물을 많이 먹어라. 목이 답답하거나 목에 염증이 있을 때 도라지를 먹으면 목의 답답함이나 목에 염증이 해소되어 맑은 목소리를 내는데 도움이 된다.

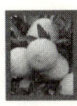 ## 기름기가 적은 살코기를 먹자

  음식에 기름을 넣고 지지고 볶을 때 나는 냄새는 우리의 입맛을 돋게 한다. 우리가 고기 중 삼겹살을 유난히 좋아하는 것도 이런 이유에서 일 것이다. 비계가 적당히 타면서 나는 냄새는 우리의 식욕을 자극한다. 그리고 아무리 배가 불러도 반찬으로 안주로 계속 먹는다.

  물론 삼겹살에 포함되어 있는 동물성 지방이 몸에 나쁜 것은 아니다. 우리 몸에는 동물성 지방도 필요하다. 문제는 지방을 하루에 50g 이상 과잉 섭취하는 것이다. 어디 지방뿐인가? 몸으로 들어온 에너지 자원이 남아 몸에 차곡차곡 쌓이고, 이런 것들이 몸의 소통을 방해하여 기능의 이상을 초래한다.

  욕심내지 말고 조금만 먹자. 기름기가 적은 살코기로 먹으면 더 좋다. 그리고 고기를 먹을 때 야채를 듬뿍 곁들여 먹어 고기의 섭취를 줄이자.

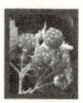 맛있는 음식의 대부분은 지방을 많이 가지고 있다

야채나 과일이 몸에 좋다고 하니 먹긴 먹어야 하는데, 맛있게 먹기 위해 마요네즈에 비벼 먹는다. 마요네즈의 주성분은 콜레스테롤이 풍부한 달걀노른자와 식물성 지방이다. 우리가 즐겨 먹는 아이스크림, 크림, 버터, 프림 등도 대부분이 지방덩어리이다. 비만이 염려되는 사람은 이런 종류의 음식을 조금만 먹어야 한다. 그래서 건강을 위해서라면 "음식을 청담하게 먹으라."고 권하고 싶다.

청담한 음식이란 짜지 않고, 자극성이 강하지 않으며 기름기가 적은 음식을 말한다. 너무 자극적이고 입맛을 돋우는 음식에 길들여져 있는 우리의 식습관을 청담한 음식을 먹는 식습관으로 바꾸면 건강하게 장수할 수 있다.

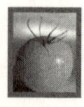 머리를 쓰면 살이 찌지 않는다

생각이 많은 사람은 좀처럼 살이 찌지 않는다. 건강한 사람도 며칠 고민하다보면 초췌해진다. 그렇다고 살찐 사람이 머리를 쓰지 않는다는 얘기는 아니다. 이는 우리의 뇌가 그만큼 에너지 소모를 많이 한다는 얘기이다.

뇌는 우리 몸무게의 2.5%밖에 안 되지만 몸 전체가 필요로 하는 에너지의 25%를 소모한다. 고민이 없고 세상일을 만사 태평하게 생각하는 사고방식을 가진 사람은 뇌의 에너지 소모가 상대적으로 적다. 고민이 많고 생각이 많은 사람은 뇌의 에너지 소모가 많다.

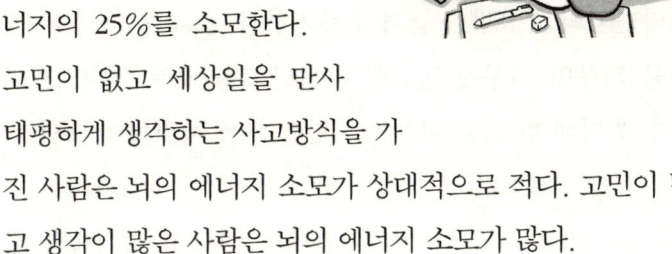

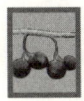 애연가는 과일과 채소를 많이 먹자

비타민 C는 인체 세포를 서로 접착시키는 작용을 하는 콜라겐을 합성하는데 필요하다. 콜라겐은 피부에 탄력을 주는 미용단백질로도 잘 알려져 있으며 관절연골을 구성하는 단백질이기도 하다. 비타민 C가 부족하여 체내에서 콜라겐 합성이 잘되지 않으면 잇몸이 약해져 피가 잘 나오는 괴혈병이 생길 수 있고, 혈관벽이 약해져 상처가 잘 낫지 않는다.

하루에 필요한 비타민 C의 양은 50mg이다. 키위 하나면 하루 필요한 비타민 C의 양으로 충분하다. 그 밖에 딸기나 오렌지도 비타민 C가 풍부한 과일이다.

스트레스를 심하게 받거나 흡연을 하는 경우는 체내의 비타민 C의 소요량이 급격히 증가한다. 하루에 담배 두 개비를 피우면 하루에 필요한 비타민 C를 모두 써버리므로 하루에 담배 한 갑을 피우는 사람은 보통 사람의 10배의 비타민 C가 필요하다.

과일이나 채소를 먹어 비타민 C를 충분히 섭취하면 감기, 동맥경화, 뇌졸중의 예방과 치료에 도움이 된다.

 짜게 먹으면 고혈압이 생길 수 있다

지금은 냉장고 없는 집이 없다. 그만큼 음식을 보관하기가 편해진 것이다. 냉장고가 없던 시절에는 음식을 오랫동안 보관하는 방법으로 소금에 절이는 염장법을 사용했다. 소금의 농도가 높으면 미생물이 살 수 없어 부패되지 않는 원리를 응용한 것이다. 생선도 절이고 야채도 절인 것이 많았다. 그러다보니 자연히 우리 입맛이 짭짤한 음식에 길들여졌다. 물론 우리 몸에도 소금이 필요하며 체내 소금의 농도는 0.9%이다. 그래서 수액주사제들이 0.9%의 소금물을 기초로 하고 있으며 이 용액을 생리식염수라 한다.

소금의 농도는 체내 수분의 양을 조절하는 중요한 역할을 한다. 짠 음식을 먹으면 우리 몸에서는 갑자기 높아진 소금의 농도를 0.9%로 조절하기 위해 물을 필요로 한다. 물을 마시면 이 물은 우리 몸에 흡수되어 혈액의 양을 증가시켜 혈압이 높아지게 된다. 소금은 하루에 10g 이상 먹는 것은 좋지 않다. 고혈압이 있는 사람이라면 2g을 초과하지 말아야 한다.

소금에 절인 음식은 가급적 피하고 짭짤한 가공식품의 섭취도 줄이는 것이 좋다. 가공식품 중에 마요네즈, 토마토

케첩 등에도 염분이 많으며, 심지어는 소금 뿌린 과자도 있으니 주의해야 한다. 청담한 음식을 먹는 습관을 기르자.

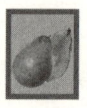 혈압이 높으면 중풍이 올 수 있다

심장은 혈액을 전신에 보내기 위해 계속 펌프질한다. 혈액이 혈관을 타고 이동할 때 느껴지는 압력이 혈압이다. 혈압은 심장이 수축되었을 때 느껴지는 수축기 혈압과 심장이 이완되었을 때 느껴지는 확장기 혈압이 있다. 보통 사람은 수축기 혈압이 90~140mmHg이고, 확장기 혈압이 60~90mmHg이다. 즉 이 정도의 압력으로 혈액이 전신에 공급되면 정상적인 생명활동에 지장이 없다는 얘기다.

어느 쪽이든 이 범위보다 혈압이 낮으면 저혈압, 높으면 고혈압이라고 한다.

저혈압일 때는 어지러운 증상이 자주 나타나고, 고혈압일 때에는 두통 증세가 자주 나타난다. 특히 동맥경화 등으로 뇌혈관이 막혀 있는 경우 혈압이 높으면 혈관이 파열되어 중풍으로 발전할 수 있으므로 세심한 주의가 필요하다.

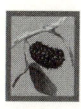 변비 탈출을 위해 야채와 과일을 많이 먹자

　현대인들은 변비로 고생하는 경우가 많다. 학생은 학생대로, 직장인은 직장인대로 식생활이 불규칙하고 운동량이 적다보니 장운동이 제대로 될 리 없다. 게다가 변비에 좋지 않은 영향을 미치는 매운 음식이나 커피를 즐기는 경우가 많다.

　대소변의 정상 여부는 사람의 건강에 직접적인 영향을 끼친다. 만약 항상 변비가 있는 경우는 대변 중의 독소가 피부 트러블을 일으킬 뿐만 아니라 두통, 치통, 항문병, 관상동맥경화증, 고혈압, 중풍, 대장암 등 여러 가지 질병을 가져올 수 있다.

　변비가 있을 때에는 배변시 억지로 힘을 가하지 말고 자연스럽게 변을 보도록 한다. 만약 억지로 힘을 주면 혈압이 상승하므로 고혈압, 동맥경화증 환자 등에게서는 중풍이 유발될 수 있다. 또한 항문정맥이 충혈되어 치질에 걸릴 수 있다.

　변비를 해소하기 위해서는 정해진 시간에 규칙적으로 배변을 보도록 하여 양호한 조건반사 시스템을 구축하는 것이 중요하고, 식생활에서도 섬유소가 풍부한 야채를 많이 먹고

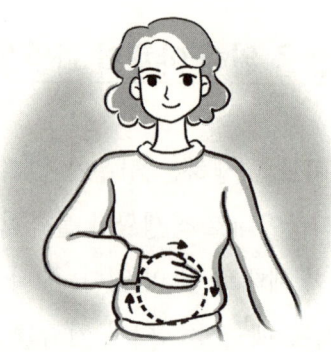

 물을 충분히 섭취하여 장의 유동성을 증가시켜야 한다.
 하루에 필요한 식이섬유의 양은 25g인데, 이 정도를 채우려면 야채나 과일을 하루에 한 근 이상 먹어야 한다. 또한 가벼운 운동이나, 배를 시계방향으로 문질러주는 복부안마 등의 방법도 변비 해소에 도움을 줄 수 있다.

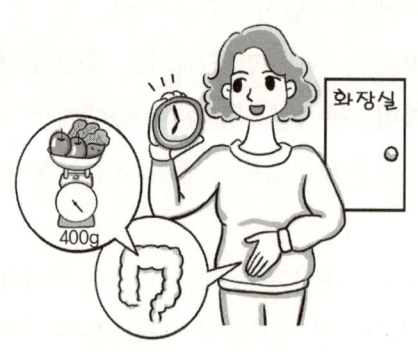

 **고추는 한국 발전의 원동력!**

고추는 우리 음식에서 빼놓을 수 없는 대표적인 양념이다. 남아메리카가 원산지로 알려져 있는 고추는 『조선개화사』에 의하면 임진왜란 때 일본인이 우리 민족을 독살시키기 위하여 가져왔으나 우리 민족의 체질에 맞아 즐겨 먹게 되었다는 기록이 있다. 어쨌든 이때부터 고추는 식품뿐만 아니라 일상생활과도 밀접한 관련을 가지게 되었다. 아들을 낳았을 때에는 고추와 숯을 새끼에 주렁주렁 꿰어 대문에 매달아 남성의 상징으로 삼아왔다.

고추는 조금 먹으면 위액 분비가 촉진되고 식욕이 나며 혈액 순환에 좋다. 따라서 입맛이 없을 때 입맛을 돋우어 주고 혈액 순환을 촉진하여 몸을 따뜻하게 해주므로 겨울을 나는데 도움을 준다. 그러나 많이 먹으면 위를 과도하게 자극하여 위장병이 생길 수도 있다.

음식은 생리적인 기능에 영향을 주는 것은 물론 성격을 형성하는 데에도 많은 영향을 미친다. 예를 들면, 육식을 주로 하는 민족은 활동적이고 성격이 과격하며 호전적이나, 채식을 주로 하는 민족은 대부분 성격이 차분하며 온순하다.

우리 민족은 채식을 하였으나 고추를 먹으면서 성격이 많이 바뀌었을 것으로 생각된다. 고추는 열성 식품으로 꾸준히 먹으면 성격과 행동을 활발하고 민첩하게 변화시킨다. 그런 영향으로 조급증이 나타나기도 했지만 활발하고 민첩한 행동은 근대 민족의 발전에 원동력이 되었다.

매운 음식을 좋아하는 사람은 녹차를 마셔라

직장생활을 하면서 손님들을 만나다보면 본의 아니게 하루에 커피 몇 잔쯤은 늘 마신다. 기분이 좋은 날은 그래도 괜찮은데 스트레스로 소위 몸이 열을 받아 있는데 다시 성질이 뜨거운 커피가 체내에 들어가면 머리가 띵하고 속이 울렁거릴 때도 있다. 그래도 습관적으로 마신다. 그러다 이것이 쌓이면 위장병이 되고, 불면

매운 음식을 좋아하는 사람은 녹차를 마셔라.

증에 시달리게 되고, 변비가 생길 수 있다. 우리는 서양 사람들과는 달리 프림과 설탕을 듬뿍 넣은 커피를 마시는 습관이 있어 비만이나 당뇨병에도 좋지 않은 영향을 미친다. 커피에는 카페인이 들어 있어 아침에 모닝커피로 한 잔 정도 마시면 중추신경을 흥분시켜 활동에 도움을 줄 수 있다. 그러나 과량의 카페인은 체내의 칼슘을 배출시켜 골다공증을 유발할 수도 있다.

한 잔의 커피로 아침을 시작하고 이후에는 건강을 위해 녹차를 마셔라. 특히 매운 음식을 좋아하는 우리에게는 열성 체질을 보완, 조정할 수 있는 녹차가 좋다.

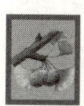 ## 된장은 동맥경화를 예방한다

된장에 관한 기록이 『삼국사기』에 있는 것을 보면, 된장은 우리의 오래된 전통식품임을 알 수 있다. 콩으로 메주를 만들어 말린 것을 담두시라 하여 감기로 열이 날 때 열을 내려주는 한약으로 사용한 것을 보면 분명 된장은 성질이 차갑다. 이는 메주 발효에 관여한 곰팡이나 세균들이 분비한 항생물질이 기관지염이나 인후염을 치료하는데 일정한

역할을 했기 때문이라고 생각된다.

  콩은 밭에서 나는 고기라 할 정도로 단백질 함량이 높다. 콩은 고기 먹기가 힘들었던 시절에 단백질을 보충해주는 주요 급원이었다. 된장에 함유된 레시틴은 체내에서 혈중 콜레스테롤이 쌓이는 것을 막아 동맥경화를 방지한다. 또한 콩의 사포닌 성분은 용혈작용, 지방대사의 활성화, 산화억제, 노화방지에 좋다.

  된장은 예로부터 '오덕(五德)'이라 하여 그 음식 특징을 잘 나타내었다. 즉 다른 맛과 섞여도 제 맛을 내고 오랫동안 상하지 않으며, 비리고 기름진 냄새를 제거한다. 또한 매운 맛을 부드럽게 하고 어떤 음식과도 조화를 잘 이룬다.

  그런데 조심할 것이 한 가지 있다. 미국 사람들은 된장이 좋은 식품이라는 것을 아직 모른다. 미국 사람들과 같이 사는 아파트에서 청국장을 끓이면 냄새가 진동하여 동네가 시끄러워진다. 심할 경우 동네에서 쫓겨난다. 한 유학생이 아파트에서 이사 나와 학교 기숙사로 가고 싶은데 아파트를 빠져나올 길이 없자 꾀를 내어 청국장을 끓인 일이 있다. 물론 이 학생은 성공적으로 그 다음날 쫓겨나긴 했다. 앞으로 냄새도 좋은 된장을 만드는 노력도 필요한 것 같다.

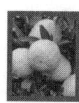 당뇨, 식이요법으로 이긴다

인슐린은 췌장에서 만들어지는 호르몬으로 핏속에 남아도는 포도당을 저장하도록 하는 기능을 가지고 있다. 그래서 우리가 식사를 하고 난 직후 늘어난 포도당을 저장하기 위해 췌장에서는 부지런히 인슐린을 만든다.

그러나 폭식을 하거나 음식을 과잉 섭취하면 인슐린 생산 공장에 과부하가 걸려 생산에 차질이 생긴다. 정신적 스트레스로 신체기능이 전반적으로 떨어졌을 경우에도 인슐린 생산 공장의 기능이 떨어져 일시적으로 당의 수치가 높아질 수 있다.

당뇨의 발생 원인에는 선천적인 원인과 후천적인 원인이 있다. 유전적으로 인슐린 생산 및 작동 공정상에 이상이 있는 경우도 있으나 현대에는 부적절한 식생활과 과중한 스트레스로 오는 후천적 당뇨가 많다.

당뇨가 있는 경우 일반적으로 목이 말라 물을 많이 마시고, 쉽게 배가 고파 많이 먹으며, 소변을 자주 보는 증상이 나타나며 몸은 점차 마른다. 이것을 3다 1소〔다음(多飮), 다식(多食), 다뇨(多尿), 체중감소〕 증상이라고 하는데, 일부 환자들은 특별한 증상을 느끼지 못하는 경우도 있다.

당뇨가 심하지 않을 때에는 식이요법만으로 병의 발전을 막고 치료를 할 수 있다. 매일 섭취하는 곡류의 양을 조절하여 췌장의 부담을 줄여주는 것이 중요하므로 이를 위해 조금씩 자주 먹는 것이 이상적이다. 만약 배고픔을 참지 못하는 경우는 콩류나 채소 등을 먹는 것이 좋다. 기름지고 달면서 맵고 자극적이며, 구운 음식은 삼가고 담백하고 소화가 잘 되는 음식을 주로 먹어야 한다. 당뇨병 환자가 소변에 당이 많이 섞여 나올 경우는 설탕은 물론, 과일, 음료 중에서도 당분이 많이 함유된 식품은 금한다.

동양의학적인 관점에서 보면 당뇨는 열병이다. 평소 물을 많이 마시고 혀를 보면 붉은 색이 나타나는 등 열상이 보이기 때문이다. 따라서 온열성 식품보다는 찬 성질의 식품이 좋다. 당뇨에는 온열성인 인삼이나 녹용 등을 먹는 것은 삼가는 것이 좋다. 옥죽 10g, 사삼 10g, 생지황 10g, 맥문동 10g, 치자 10g, 매실 10개에 물 5리터를 부어 끓인 옥동매실차를 자주 마시면 도움이 된다. 당뇨에 도움이 될 만한 현대 식사지침을 소개한다. 더 많은 도움을 필요할 경우 전문 영양사의 도움을 받는다.

- 각 식품교환군을 골고루 섭취하여 표준체중을 유지한다.
- 식품 1교환 분량과 자신의 교환수를 익혀 정해진 양만 먹는다.
- 음식은 담백하게 만들어 정해진 시간에 천천히 잘 씹어 먹는다.
- 매일 고섬유식으로 잡곡류, 콩류를 이용하고 과일은 날것으로 껍질째 먹는다.
- 설탕이 들어간 음식을 피한다. 다만 단맛을 원하면 대체감미료를 적당량 사용한다.
- 포화지방과 콜레스테롤을 적게 섭취한다.
- 알코올을 제한하고, 순환장애를 일으키는 담배를 피우지 않는다.
- 배가 고플 때에는 비교적 자유로이 먹을 수 있는 식품을 이용한다.
- 식품 - 고구마줄기, 양송이, 고비, 깍두기, 야채주스, 미나리, 김, 우거지, 배추, 곤약, 취나물, 상추, 다시마, 미역, 쑥갓, 고깃국물, 버섯, 물파래, 해삼, 양상추, 해파리 등

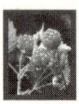 청춘의 표상, 여드름에 율무와 녹두가 좋다

여드름은 사춘기의 상징이다. 통계에 의하면 사춘기에 접어든 남녀 10명 중 약 9명은 여드름이 났던 것으로 나와 있다. 그런데 이 시기는 외모에 가장 많이 신경을 쓰는 때이므로 고민이 이만저만이 아니다.

사춘기가 되면 남녀 모두 성호르몬 분비가 왕성해져서 모낭 옆에 붙어 있는 피지선을 자극하게 되고 그 결과 피지선이 커져 많은 피지가 분비된다. 이와 동시에 털구멍, 즉 모공 입구의 각질층이 두꺼워지고 접착력이 높아져 모공이 좁아지거나 막히게 된다. 그 결과 모낭 내에 피지가 쌓이고 모낭 내에 살고 있던 세균이 번식하여 염증으로 발전하는데, 이것이 여드름이다. 여성 여드름 환자의 절반 이상은 월경 전에 여드름이 악화되는 증상을 경험하는데, 이는 호르몬 변화에 따른 피지분비 변화에 의한 것으로 여겨진다.

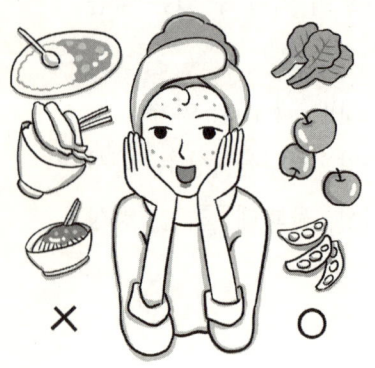

여드름은 신체기능이 항진되어

나타나는 열상이므로 맵고 자극적이며 기름진 음식을 금하고 담백하고 찬 성질을 가진 채소, 과일, 콩류를 먹는 것이 좋다. 특히 성질이 차고 비타민이 풍부한 배추, 쇠비름, 시금치, 비름나물, 청경채 등이 좋다. 파, 마늘, 고추, 와사비, 개고기, 염소고기, 지방이 많은 돼지고기나 소고기, 새우, 게, 생선류, 술, 커피, 진한 차, 초콜릿, 인삼, 녹용 등은 좋지 않으므로 삼간다.

여드름이 심한 경우에는 율무 30g, 녹두 30g을 볶은 후 갈아서 설탕 10g을 섞어 물에 타서 차같이 마시면 증세 호전은 물론 수험생 영양식으로도 좋다.

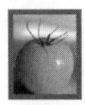 암 발생은 음식과 관계가 깊다

암은 인류의 건강을 위협하는 가장 무서운 질환 중 하나이다. 그 이유는 발병률도 높고, 암에 걸렸을 경우 사망률도 높기 때문이다.

우리 몸의 정상세포는 주변의 세포들과 교감을 가지고 성장이 통제되지만 암세포는 자라나는데 통제를 받지 않기 때문에 주변 세포의 기능에 막대한 지장을 초래한다. 신체내에서는 갑자기 배변 또는 배뇨 습관에 변화가 생기고 피부에 종기가 자주 생기며, 비정상적인 출혈과 분비물 과다, 소화불량 증세가 계속 되거나, 지속적인 기침 등 증상이 나타나면 체내에 암세포가 성장했을 가능성이 높다.

정상세포도 계속적인 외부자극에 의해 암세포로 바뀔 수 있는데, 정상세포를 암세포로 바꾸는 물질을 발암물질이라고 한다. 음식물에서 유래되는 발암물질은 음식물의 오염, 변질, 가공 중에서 혹은 식품첨가물 중에 존재한다. 또한 암이 발생하여 발전해 나가는 과정에서 음식의 영양은 지대한 영향을 미친다.

고기 발색제는 강력한 발암물질을 만든다

음식을 보기 좋고 먹음직스럽게 하기 위해 착색제를 사용한다. 탄산음료에 캐러멜 색소를 넣어 특유의 콜라색을 낼 수도 있고, 된장에 캐러멜 색소를 넣어 자장을 만들 수도 있다. 일반적으로 사용하는 착색제는 식품첨가물로 허용된 것으로 건강에는 영향이 없으나, 어떤 것은 과량 복용할 경우 건강에 해롭다. 예를 들면, 고기의 신선한 선홍색을 유지하기 위해 첨가하는 아질산염은 고기의 아미노산과 결합하여 니트로사민을 만든다. 니트로사민은 강력한 발암물질이므로 주의를 해야 한다. 소시지, 햄, 베이컨 등 가공 육류에 아질산염을 첨가하는 경우가 많다.

 탄 음식을 많이 먹으면 위암 발생률이 높아진다

고기를 굽는 동안 불완전 연소된 탄소화합물인 벤조피렌이 발생하는데, 벤조피렌은 발암물질이다. 따라서 고기를 구울 때는 너무 태우지 말아야 한다. 탄 음식을 많이 먹는 사람들이 타지 않은 음식을 먹는 사람들보다 위암 발생률이 더 높다.

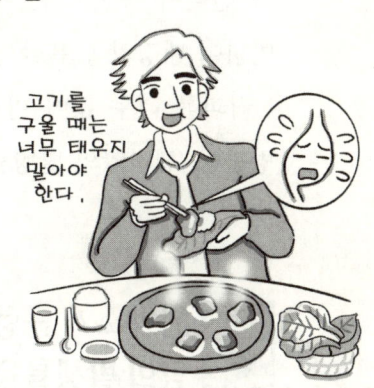
고기를 구울 때는 너무 태우지 말아야 한다.

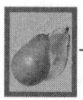
지방을 많이 먹으면 유방암에 걸릴 가능성이 높아진다

　기름기를 많이 먹으면 유방암, 자궁암, 대장암, 전립선암에 걸릴 확률이 높다. 특히 식물성 기름보다는 동물성 기름과 단백질이 관계가 깊다. 지방을 많이 먹으면 젖이 잘 나오게 하는 호르몬인 프로락틴의 분비가 증가하고, 이에 따라 유방암조직의 생성과 증식이 촉진된다. 또한 지방을 많이 먹으면 담즙이 과잉 분비되어 내장에 혐기성 박테리아의 번식이 촉진된다. 이런 환경에서 담즙산은 발암물질로 변하여 대장암을 유발시킨다.
　커피를 너무 많이 마시는 사람도 그렇지 않은 사람보다 방광암, 췌장암의 발병률이 높아질 수 있다.

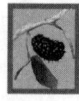
영양소가 균형을 갖춘 음식은 암의 발생률을 줄여준다

　암을 예방하는 데에는 우리가 일상적으로 먹는 음식이 중요한 역할을 한다. 야채, 과일, 곡류 등 섬유소가 풍부한 음식은 장의 유동성을 증가시켜 장내의 발암물질을 신속히 배출시켜 줌으로써 대장암의 위험도를 낮춰준다. 또한 과일과 야채 중에 함유된 비타민 C는 위암을 예방하는 기능이 있다.

표고버섯에는 면역기능을 촉진하는 단백 다당류가 풍부하므로 암 예방 식품으로 손색이 없다. 율무 또한 섬유소가 풍부하면서 면역을 촉진하는 기능이 있다.

다음에 소개하는 약선식을 가끔씩 먹으면 면역력이 증강되어 암을 예방하는 효과가 있다.

- 황삼죽 : 황기 50g, 인삼 3g, 진피 1g을 헝겊으로 싼다. 이것을 2시간 정도 끓여낸 물에 멥쌀 100g을 넣고 죽을 끓인다.
- 비타민 김치 : 인삼, 복령, 백출, 감초, 당귀, 숙지황, 백작약, 천궁을 각각 20g씩 섞어 2시간 정도 끓여낸 물에 김치양념을 버무려 김치(2포기 정도)를 담근다.

한약, 건강의 죽마고우

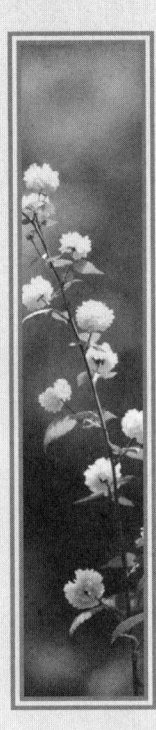

우리만큼 한약에 대해 애정을 가지고 건강생활에 응용하는 민족도 드물다. 중국이나 한국·베트남 등 국가에서는 동양의학을 제도권 의학으로 인정하고 한약을 쓰고 있으며, 서양에서도 대체의학에 대한 관심이 고조되면서 그 이용이 늘고 있다. 한약재를 사용할 때는 각 약재마다의 특성을 알고 상황에 맞게 잘 운용할 수 있을 때에만 건강의 죽마고우로 남을 수 있다.

인삼남용증후군

　한·중 수교 이후 한국 사람들이 많이 찾던 곳이 중국의 길림성이다. 이곳에 가면 조선족이 많아 말이 통하니 우선 편하다. 또 한국에서 진귀한 것들도 여기서는 가격이 싸니 쉽게 접할 수 있다.

　한번은 약학을 공부한 우리나라 사람이 길림성에 와서 산삼 7뿌리를 구해 먹었다. 한국에서라면 산삼 가격이 워낙 비싸니 어림도 없는 일이다. 이 사람은 산삼이 불로장생 시켜 줄 것이라고 믿고 먹었는데 어찌된 일인지 잠을 이루지 못할 정도로 가슴이 답답하고 신경이 예민해지며, 혈압이 올라가고 두통이 일어나며 밥맛이 떨어진 것이다.

　이것이 인삼남용증후군으로 중추신경 흥분에 따른 신체 기능 항진증이다. 이 증상은 심할 경우 입술과 혀가 붉어지고 눈까지 충혈될 수 있다.

　한국은 인삼의 나라다. 인삼은 우리의 대표적인 보약재이기도 하다. 역사적으로도 고려인삼은 중국에서도 귀한 약재로 여겼다.

　중국의 현대의학서에도 인삼남용증후군이라는 병명을 만들어 놓은 것을 보면 한때 인삼을 남용해 그 피해가 컸던게 아닌가 싶다. 인삼은 기를 보완해 주는 대표적인 한약재로 적당히 먹으면 떨어졌던 신체기능을 활성화시켜 주지만, 고혈압·당뇨 등 열성 병이나 신체기능이 항진되어 있는 사람은 인삼 사용을 금한다.

만약 인삼을 과용하여 유사 증세가 나타나면 이러한 증세를 가라앉히는 소방수를 동원해야 한다. 이때 황련, 황금, 황백이 소방수 역할을 한다. 황련 3g, 황금 10g, 황백 10g을 물에 끓여 하루 이틀 분량으로 먹으면 항진된 기능을 끌어내릴 수 있다.

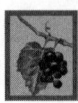 한약재는 기능성 식품의 좋은 재료이다

우리 선조들이 야생 동식물들로부터 영양을 섭취하던 시대에는 음식과 약재의 구분이 없었다. 이후 오랜 경험을 통해 질병을 예방하거나 치료하는데 이용할 수 있는 것들은 약재로 분류하여 응용하였다. 이런 것들이 수천 년이 지난 현재까지도 형태상의 큰 변화 없이 한약재라고 이용되고 있다.

서양에서는 20세기 초부터 아스피린, 페니실린과 같이

획기적인 약품이 개발되면서 그 동안 약초에 의존하던 의약품을 대량으로 화학 합성하기 시작하였다.

  수천 년 동안 변함 없는 가치를 지켜오던 동양의학은 서양의학의 실용성이나 대담성, 정제된 의약품의 강력한 효과를 받아들여 접목시키기에는 이론적으로나 실제적으로 역부족이었다.

  17세기 때 이시진은 서양 약물을 받아들여 동양의 이론적 체계로 정리하여 사용하였다. 그것을 기록으로 남긴 책이 그 유명한 『본초강목』이다. 그러나 현대에는 이시진 만한 안목을 가지고 동서 결합을 시도할 만한 인물이 없는 것 같다.

  다만 동양의학이 발전하고 생존하기 위해서는 그럴 필요가 있다고 생각하는 일련의 젊은 학자들이 중국에 있다는 것을 확인한 정도이다.

  아스피린 - 고한, 청열해독(苦寒, 淸熱解毒), 페니실린 - 고한, 청열사화(苦寒, 淸熱瀉火) 식으로 분류하여 같이 쓸 용기와 지혜가 없었다. 어쨌든 이런 상황이 되다보니 서양의학과 한의학은 서로 이해의 폭을 넓히지 못하고 평행선을 달리고 있고, 한약재는 제형의 변함이 없이 약으로서의 기능을 점점 잃어가고 있다.

지금은 정부가 대부분의 한약재를 식품으로 사용할 수 있도록 하였다. 다시 의식동원(醫食同源 : 음식과 약재의 구분이 없음)의 시대로 회귀한 것이다. 한약재를 질병의 치료보다는 예방할 수 있는 기능성 식품소재로 사용할 수 있게 한 것이다.

지금 우리 주변에는 비타민, 미네랄, 키토산, 클로렐라, 유산균, 알로에 등 수많은 현대 기능성 식품소재들이 많이 있다. 그러나 한방 기능성 소재만큼 우리에게 친숙하고 질병 예방 효과가 좋은 기능성 소재는 드물다.

한방 소재의 효과를 극대화하기 위해서는 여러 소재를 조합하여 시너지효과를 나타낼 수 있도록 하는 처방에 대한 지식이 필요하다. 마치 축구 감독이 훌륭한 선수를 적재적소에 배치하여 골을 넣는 것과 마찬가지다.

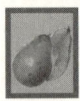
훌륭한 설계도가 있어야
좋은 건강기능식품이 나온다

우리는 건강식품 홍수시대에 살고 있다. 생활수준이 높아지면서 건강에 대한 관심이 높아지고 건강사업이 미래성

장사업으로 인식되면서 많은 사람들이 건강식품사업에 뛰어들었다.

좋은 집을 짓기 위해서 훌륭한 설계도가 필요하듯 제품에 대한 훌륭한 설계도가 있어야 좋은 건강기능식품이 나온다. 건강식품의 설계는 미시적인 지식에 거시적인 시각이 결합되어야 가능하다.

현대과학은 단편적이고 세부적인 분야의 전문가를 많이 양성하였다. 이들은 영양 성분을 분석하고 특수 성분에 대한 기능을 규명할 수 있으며, 특정 질병에 대한 치료제도 개발할 수 있다. 그러나 정체적이고 복합적인 건강에 대한 시각이 확보되지 않으면 건강식품의 설계에는 아무 쓸모가 없다.

좋은 건강식품을 만들기 위해서는 개별 소재의 객관적 기능을 정량화하는 작업 이외에 몇 가지 거시적인 시각이 필요하다.

첫째, 건강생리상의 특징을 이해하고 보완할 수 있는 시각이 필요하다.

둘째, 건강 불균형의 원인을 파악하고 이에 대한 보완대책을 강구할 수 있어야 한다.

셋째, 기능성 소재를 조합하여 시너지 효과를 유도할 수 있는 능력이 요구된다.

  예를 들면, 훌륭한 건강 다이어트 제품을 만들기 위해서는 비만에서 파생될 수 있는 여러 가지 현대병에 대한 이해와 개선 대책을 기초로 하고 있어야 한다. 그런 기초 위에 포만감 부여, 식욕 억제, 변비 해소, 체지방 분해 기능을 부여하여야 훌륭한 다이어트 제품이 될 수 있다.

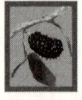 **한방으로 비타민을 만든다**

  비타민은 생체 대사를 조절해주는 물질이다. 자동차 부품에 비유하면 플러그와 같은 역할을 한다. 플러그는 연료인 휘발유와 산소가 연소될 수 있도록 불꽃을 튀게 해주는 역할을 한다.
  마찬가지로 비타민은 인체의 연료인 포도당이 산소와 연소되어 에너지를 얻는 생화학과정에서 불꽃의 역할을 한다. 미네랄 역시 대사과정 중에 촉매보조역할을 한다. 그 중 철은 피를 만드는 조혈과정에 중요한 요소이다. 철이 부족하면 빈혈이 생길 수 있다.
  한방에서 비타민과 같이 에너지대사에 관여하여 에너지

를 생성할 수 있게 해주는 대표적인 것이 사군자탕이고, 조혈기능을 가진 대표적인 것이 사물탕이다. 이 2개의 처방을 합하면 팔진탕이 되는데, 이것은 부작용이 없고 훌륭한 기능을 가진 천연 종합비타민이다. 게다가 면역기능도 증진시키는 효과가 있다.

한방비타민은 힘이 없고 밥맛이 없으며, 감기에 쉽게 걸리고 얼굴에 핏기가 없으며, 어지러운 증상을 개선한다.

인삼, 복령, 백출, 당귀, 숙지황, 백작약, 천궁, 감초를 각각 10g씩 섞어 차를 끓이면 수용성 한방비타민이 된다. 이 한방비타민을 자주 마시면 체질을 증강하는 효과가 있다.

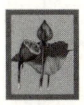 항생제 내성을 한방으로 이긴다

현대 의약품은 효과가 강력하지만 부작용도 만만하지 않다. 약물은 위와 장에서 흡수되어 혈액을 타고 운반되어 목표하는 곳에서 효력을 발휘한다. 이후 약물은 간에서 분해되어 신장을 통해 배출된다.

이러다보니 약물의 부작용은 대부분 위장, 간장, 신장에 많이 나타난다. 이보다 더 심각한 부작용이 항생제 내성이다. 항생제는 기능적으로 보면 인체 세포에는 해를 주지 않고 병원균에만 작용한다. 처음에는 페니실린과 같은 항생제가 인류를 전염병으로부터 해방시켜주는 듯 했다.

그러나 항생제의 공격에 살아남기 위해 모든 역량을 동원하여 저항하는 세균이 나타났다. 즉 항생제에 내성이 생긴 균이 출현하는 것이다. 그러면서 이 강력한 병원균을 죽이기 위해 더 강력한 항생제를 만드는 악순환이 계속되고 있다.

힘에는 힘으로만 대응하다보면 부작용이 나타날 수 있다. 이것이 대증요법에 익숙한 서양의학의 단점이다. 때로는 부드러움으로 감싸주어 제 풀에 기가 죽게 할 수도 있다.

이것은 인체의 자연치유력, 즉 면역력을 키워줌으로써 가능하다. 한방 소재는 이런 면에서 우수한 기능을 발휘할 수 있으며 부작용도 없다. 이런 것을 일러 부정거사(扶正去邪), 즉 정기(면역력)를 길러 사기(병원균)를 몰아낸다고 한다.

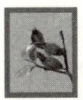 ## 조그만 변화가 큰 기적을 이뤄낸다

 중국은 땅도 넓고 사람도 많고 명의도 많다. 한 명의는 병을 치료하는데 석고를 잘 사용하여 자기 성(姓)인 장에 석고를 붙여 장석고라는 칭호를 얻었다. 예전에는 바이러스성 열병에 한약재와 함께 석고를 사용하였다. 남들은 한 번에 20g의 석고를 쓰는데 이 명의는 100g을 사용하였다. 남들은 부작용을 염려하는데, 이 명의는 걱정 없다는 자신감 때문에 남들의 존경을 받는 명의가 되었다.
 약재의 성분이 추출되기 위해서는 용매인 물의 양이 중요하다. 물의 양이 적으면 금방 포화상태에 이르러 더 이상 성분이 빠져나오질 못한다. 그래서 우리는 재탕이나 삼탕을 한다. 이런 것을 현대이론으로 보면 추출단수라 한다. 얼마만한 물에 몇 번 추출하는 것이 효과적인가를 예측하는 것이다. 조그만 약탕기에 100g의 석고를 넣는다고 이 성분이 전부 쓰이는 것이 아니다. 실제는 10%인 10g밖에는 녹아나오지 못한다. 이런 이론에 의하면 장석고는 명의라기보다는 대담한 실험가였다.
 장석고와 같이 약재를 많이 쓴다고 좋은 것이 아니라 적정량의 약재를 적절한 방법으로 추출하여 사용하는 것이 중요하다.

　일본은 한의학을 제도권 의학으로 인정하지는 않지만 일부에서 한약을 치료에 응용한다. 이들이 약을 쓰는 양을 보면 2g 이내이다. 어떤 사람들은 일본 사람들이 체질이 약해서 약을 많이 쓰면 견디기 힘들다고 하는데 내가 보기에는 전혀 그렇지 않다. 일본 사람들은 작지만 꼭 필요한 양을 꾸준히 복용하여 효과를 유도하기 때문이다.

　우리는 일을 하면서 거창한 계획과 움직임이 있어야 결과가 나올 수 있다는 생각을 한다. 그러다보니 작은 것들의 위력을 등한히 하는 경향도 있다. 금연을 하든, 물을 많이 마시든, 기능성 식품을 먹든 생활 속에서 작은 변화가 건강에 큰 기적을 가져다 줄 수 있다.

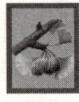 신뢰보다 좋은 약은 없다

　밀가루로 가짜 해열제 정제를 만들어 환자에게 투여하였다. 물론 약효성분이 전혀 들어 있지 않았지만 해열제라고 속였다. 그런데 이상하게도 해열제와 같은 효과를 나타내었다. 이것을 플라시보 효과라 한다. 그럼 왜 이런 효과가 나타날까? 환자들이 그것을 해열제라고 믿고 신뢰하는 순간 우리의 인체는 거기에 반응할 준비를 하기 때문이다.

일반 병원보다는 한의원에 가기를 좋아하는 사람들이 있다. 한의원은 스킨십을 통해서 환자와 의사가 빨리 신뢰관계를 구축할 수 있는 장점이 있다.

기계로 할 수 있는 검사를 한의사가 직접 손으로 환자의 체온을 느끼며 이런 저런 얘기를 하며 한다. 이를 통해 환자의 긴장을 완화시켜준다. 이것만으로도 환자는 마음이 편안해짐을 느낄 수 있다.

건강에 대한 신뢰를 주기 위해, 고객에게 제품을 팔기 전에 신뢰를 팔아야 하는 이유가 여기에 있다.

 ## 약선과 영양학을 응용하면 미래의 건강식단이 될 수 있다

내가 중국에 있는 동안 한방병원 교수 한 분이 중국에 왔다. 이 분은 병원에 입원해 있는 많은 중풍 환자들에게 도움을 줄 수 있는 기능성 식단구성법을 영양사와 협의하였으나 좋은 방법이 떠오르지 않자 중국에까지 와서 그 방법을 찾고 있었다.

　현대영양학에 익숙한 병원 영양사들이 음식의 기능을 효과적으로 환자의 질병 특성에 맞춰 식단에 배치하기란 쉬운 일이 아니다.

　음식은 세 가지 기능을 가지고 있다. 영양성, 기호성, 생체기능조절성 등이 그것이다.

　현대영양학은 영양성을 중심으로 식단을 구성하여 합리적인 식생활이 될 수 있도록 해준다. 전통영양학은 식품을 성질이나 맛을 기초로 생체기능조절성을 중심으로 분류하여 응용하는데 익숙하지만 열량이나 식단과 같이 정량적이고 합리적인 기준은 부족하다.

　전통영양학의 이론에 따라 식품 재료와 한약재를 이용하여 질병을 예방하거나 치료에 도움을 줄 수 있는 기능을 부여한 요리가 약선(藥膳)이다. 약선을 현대영양학과 조합하면 기능성 건강식단을 운용할 수 있다. 이 방법에 따라 비타민 김치도 만들 수 있고 다이어트 김치도 만들 수 있다.

잘못 알기 쉬운 장수 상식

성장호르몬으로는 회춘할 수 없다

성장호르몬이란 대뇌 밑에 위치한 뇌하수체 전엽에서 분비되는 호르몬으로 체내에서 뼈, 연골 등의 성장뿐만 아니라 지방 분해와 단백질 합성을 촉진시키는 작용을 하는 물질이다.

성장호르몬은 10대에 최고치를 이루다가 20대가 지나면서 점차 그 분비가 줄어든다. 1990년대 초에 도입된 성장호르몬 요법은 원래 호르몬 분비가 부족하여 키가 크지 않는 왜소증환자에게 시행하는 요법이었다. 갱년기가 시작되는 50대 중반 무렵부터 성장호르몬을 적정량 인체 내에 투입하면 노화를 효과적으로 방지할 수 있다고 하여 중·장년층 남성들 사이에서 회춘의 묘약으로 알려졌다.

성장호르몬은 의학적으로 심장병을 예방, 정신적 활력 증진, 피부 탄력 증가, 면역기능을 높여주는 효과가 인정되지만 그 부작용 또한 염려스럽다.

최근 외국에서는 성장호르몬요법이 여성들의 유방암 발병률을 높이고, 심장마비를 야기할 수 있으며, 심지어는 수명을 단축시킬 수도 있다고 경고하고 있다. 인위적인 방법보다는 자연스러움 속에서 방법을 찾는 것이 현명하다.

주요 부위는 중점적으로 관리한다

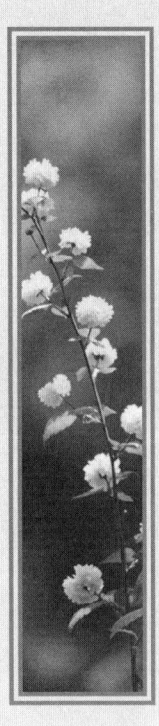

업무, 학습 및 휴식시간 이외에 개인의 여유시간은 한정적이므로 온몸의 각 부위를 계통적으로 보건조치를 취하기는 현실적으로 쉽지 않다. 따라서 구체적으로 응용을 할 때는 개인의 상황에 따라 목적에 맞게 필요 부위를 중점적으로 보건조치를 취하는 것이 좋다.

**신체기능이 떨어지면
구강질환이 나타날 수 있다**

구강은 인체의 개방문호 중 하나로 영양물질 섭취는 물론 각종 병균이 침입하는 통로이기도 하다. 따라서 피로나 기타 원인으로 신체기능이 떨어지면 구강질환이 나타날 수 있다.

따라서 구강보건을 통해서 구강질환과 치아질환을 예방할 수 있다. 또한 각종 전신성 질환을 예방할 수 있다. 구강질환을 제때 치료하지 않으면 온몸의 면역계통에 영향을 미쳐 급만성 심내막염, 신장염, 풍습열, 관절염, 백혈병, 악성종양 및 호흡기 질환 등 여러 가지 병을 가져올 수 있다.

따라서 구강질환의 예방은 전신질환 예방에 주요한 조치이다. 다음에 건강한 치아를 유지하기 위해 도움이 될 수 있는 방법을 소개한다.

- 아침, 저녁으로 양치질하고, 평시 단 음식을 먹은 후에는 물로 입안을 헹군다.
- 매일 아침, 저녁으로 치아를 위아래로 부딪치기 한다. 치아 부딪치기를 하기 전에 잡념을 없애고 마음의 긴

장을 풀고 입을 가볍게 다물고 행한다.
- 입을 가볍게 다물고 오른손가락을 모아 입술 외부를 시계방향과 반시계방향으로 부드럽게 문지른다. 이 방법은 구강과 치아의 혈액순환을 촉진시켜 치아를 건강하게 하고, 치아질환을 예방 또는 치료할 수 있다.
- 비타민 C가 풍부한 야채류, 과일 및 비타민 A, D, C가 풍부한 우유, 계란은 치아 발육과 건강에 도움을 준다.
- 치아질환은 제때 치료한다. 단, 치아 치료에 불리한 약물, 특히 임신기, 포유기와 영유아 등은 항생제를 피한다. 그렇지 않으면 젖니가 황색으로 변하여 치아가 영구적으로 황색이 되거나 혹은 치아 발육부진을 야기하여 충치에 쉽게 걸린다.

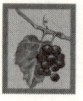 ### 미용식품으로 주름을 예방한다

얼굴에 주름이 생기는 것은 노화의 종합적인 표현이다. 연령의 증가에 따라 피부가 점점 거칠어지고 건조해져 탄성이 감소하며 주름이 증가하는 것은 생리노화과정 중 나타나는 현상이다. 인체의 각종 질병, 특히 만성질환은 장기

적으로 인체를 허약하게 만들어 조기에 주름이 생기게 하는 원인이 된다. 영양실조, 특히 과도한 피부노출 등도 피부의 노화를 촉진시킨다. 이 밖에 흡연은 니코틴의 피부혈관 수축작용에 의해 피부에 제공되는 영양과 산소를 감소시켜 주름의 출현을 가속화시킨다.

안면 피부의 조로를 예방하기 위해서는 음식 영양평형에 주의하고, 피부에 유익한 보건제품을 적당히 증가시킨다. 참깨, 표고버섯, 우유, 해삼, 연근, 율무 등은 영양이 풍부하고 여러 종류의 비타민, 효소, 광물질, 아미노산 등을 함유하고 있어 피부를 부드럽고 광택 있게 유지시켜 줄 뿐만 아니라 장수에도 좋다. 이 밖에 약선 미용을 할 수도 있다. 예를 들면, 호두죽은 호두와 멥쌀을 섞어 끓인 죽으로 아침, 저녁 공복에 먹으면 피부미용에 좋다.

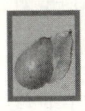 닭발이 미인을 만든다

한때 주름을 없애는 데 태반이 좋다고 하여 태반화장품이 유행했었다. 태반은 자하거라 하여 예전부터 약으로 사용하였다. 태반은 뱃속에서 어머니가 아이에게 영양을 공

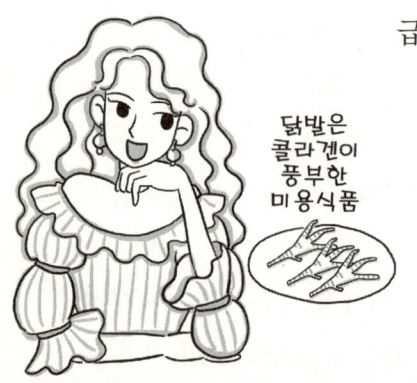

닭발은 콜라겐이 풍부한 미용식품

급하는 기지로, 여기에는 각종 호르몬과 영양소가 남아 있기 때문에 영양보충용 약으로 쓰였다. 그런데 어느 사이에 주름제거용으로까지 사용하게 되었다. 아마 영양소가 풍부해 피부에 영양공급을 원활히 해주기 때문이 아닌가 생각한다.

중국에서는 미용식품으로 돼지껍질을 자주 먹는다. 대부분 요리를 해먹지만, 기름에 튀겨 먹기도 한다. 돼지껍질에는 피부의 탄성 단백질인 콜라겐 성분이 풍부하여 미용에 좋은 효과를 나타낸다.

얼마 전 지하철 성내역 근처 포장마차 골목에서 포장마차마다 돼지껍질이 쌓여 있는 것을 보았다. 아마도 중국 교포들이 애용해서 갖다 놓지 않았나 싶었다. 호기심에 한 포장마차 아주머니에게 물었다. "이것이 무엇이고, 어디에 좋은가요?" "아가씨들이 좋아하는 돼지껍질인데 몸에 좋다."는 대답을 들었다.

그런데 아가씨들이 닭발, 족발, 돼지껍질을 찾아 먹는 것을 보면 신기할 정도이다. 아마도 미용에 대한 본능적인 감각이 아닌가 하는 생각이 든다. 이 식품들은 모두 콜라겐이 풍부한 미용식품이다.

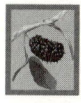 당귀로 기미·주근깨를 없앤다

생리는 여성 건강의 지표이다. 규칙적으로 생리를 하는 여성은 대개 건강하다고 보아도 된다. 여성호르몬의 불균형에 의한 생리불순 및 조혈기능 이상은 기미나 주근깨가 생기게 할 수 있다.

당귀, 천궁, 적작약, 단삼 등 한약재는 조혈을 촉진하고 여성호르몬 기능을 조절하여 생리불순은 물론 기미와 주근깨를 경감시켜주고 여성의 성기능을 증강시켜주는 기능이 있다. 당귀, 천궁, 적작약, 단삼 등 각각의 약재 10g씩을 끓여 하루 분으로 마시면 도움이 된다.

 **주부습진을 산약율무죽으로 이긴다**

　지금은 화장품이 발달하여 남녀를 불문하고 화장이 일상생활이 되었다. 얼굴에 화장하고 향수 냄새를 안 피우면 이상할 정도이다. 물론 화장을 하면 보기도 좋고 피부도 보호될 수 있다.

　피부에는 피지선이 있어 적당량의 지방을 분비하여 피부의 건조를 막고 외부 미생물이 침입하지 못하도록 하는 보호막 역할을 한다. 그런데 우리는 언제부턴가 비누를 만들어 이 피부 보호막을 파괴하였다. 특히 주부들은 매일 설거지를 한다. 집안일을 할 때마다 고무장갑을 끼다보면 답답하니까 맨손으로 강력한 세제를 풀어 사용하여 손에 보호막을 제거한다. 이러다보면 피부 보호막이 없어지고 물기가 많은 습한 환경이 조성되면 습진균이 잘 번식할 수 있다. 그래서 주부습진이라고 한다. 물론 습진은 의학적으로는 그 발생 원인이 복잡하지만 유전적인 원인에 의한 일종의 알레르기반응으로 보고 있다. 그러나 주부습진의 원인은 환경적인 요소가 강하다. 설거지할 때는 장갑을 끼자. 맨손으로 할 경우는 가능하면 빠른 시간 안에 마치고 핸드크림을 발라 지방보호막을 쳐주자.

주부습진은 예방이 최선의 방법이다. 그러나 이미 습진이 만성화된 경우는 생지황 30g, 당귀 15g, 사삼 18g, 맥문동 10g, 복령·백출·산약·택사·백선피를 각각 12g씩 끓여 하루 3번으로 나눠 마신다. 1개월 동안 끓인 물을 복용한 후에는 환으로 만들어 하루에 3g씩 2개월 동안 더 먹는다. 어느 정도 증세가 나아지면 매일 한 번씩 산약과 율무가루로 죽을 끓여 2개월 정도 먹는다. 그러면 습진균에 대한 면역력이 증진된다.

알레르기성 비염, 신선한 공기를 마실 수 있도록 노력을 해야 한다

환경공해와 함께 알레르기성 비염증세를 호소하는 사람이 많다. 예전에는 봄철 꽃가루 같은 것들이 비염의 주요 원인이었는데 지금은 건축재료, 환경오염 등 우리 주변의 모든 것들이 비염의 원인이 될 수 있다. 그러다보니 비염으로 고생하는 사람이 자꾸 늘어난다. 집안 공기를 자주 바꾸어주고 틈나면 신선한 공기를 마실 수 있도록 노력을 해야 한다. 평소 음식은 담백하게 먹는 게 좋다. 그리고 알레르기 반응을 일으킬 수 있는 음식은 피한다. 맵고 자극적이며 더운 성질의 음식은 비염 증상을 악화시키므로 금한다.

알레르기성 비염 증세가 있는 사람은 새우·게·조기·준치·갈치 등 각종 해산물, 쇠고기·양고기·닭고기·오리고기 등 쉽게 과민 반응을 일으킬 수 있는 식품, 커피, 술, 담배, 파, 마늘, 생강, 고추, 후추, 와사비, 계피, 술, 담배, 인삼 등 열성이거나 자극성 강한 식품은 섭취에 주의를 해야 한다.

증상이 심하면 황기, 방풍, 백출, 지룡, 한련초, 가자, 오매를 각각 10g, 신이 6g, 석창포 3g을 물에 끓여 자주 마시면 도움이 된다.

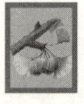 아토피 피부염, 체중 감량으로 개선한다

태아에서 많이 나타나는 열병이기 때문에 아토피 피부염을 태열이라고도 한다. 태열은 머리와 얼굴 부분 혹은 전신에 울긋불긋한 반점이 생겨 불룩하게 올라오기도 하고, 매우 가렵고 긁으면 진물이 나고 딱지가 앉기도 하는 증상으로 아기들의 성격 형성에도 좋지 않은 영향을 줄 수 있다.

태열은 고질적인 병으로서 잘 낫지 않다가 일반적으로 우유나 젖을 끊으면 증상이 낫는 경우가 많다. 하지만 일부는 만성으로 진행되어 어른이 되어서까지 문제가 될 수 있다.

일반적으로 이러한 증상이 있는 유아들은 식욕이 부진하고 소화력이 떨어지므로 담백하고 소화가 잘 되는 음식을 먹이고 변비가 있을 때는 꿀물을 자주 먹인다. 이러한 증상은 음식과 가장 관계가 밀접하므로 음식에 세심한 주의를 해야 하며 특히 젖을 먹이는 어머니나 아기 모두가 생선류, 동물성 지방, 염소고기, 후추 · 산초 · 고추 · 마늘 · 생강 등 자극적인 음식, 튀기고 구운 음식, 술, 담배, 인삼 등은 먹지 않는 것이 좋다.

율무 20g, 녹두 20g, 죽엽 10g, 감초 3g을 물에 끓인 녹두율무차를 마시면 증세 호전에 도움이 된다. 젖먹이는 율무를 끓인 물에 분유를 타서 먹이는 방법도 좋다.

태열이 만성화되면 피부의 색과 상태가 변하고 표면에 각질과 딱지가 생기며 매우 가렵다. 이때 하수오 10g, 용안육 10g, 당귀 10g, 숙지황 10g, 작약 10g을 물에 끓여 자주 마시면 도움이 된다. 뚱뚱한 사람은 체중을 감량하면 증세가 나아지는 속도가 빨라진다.

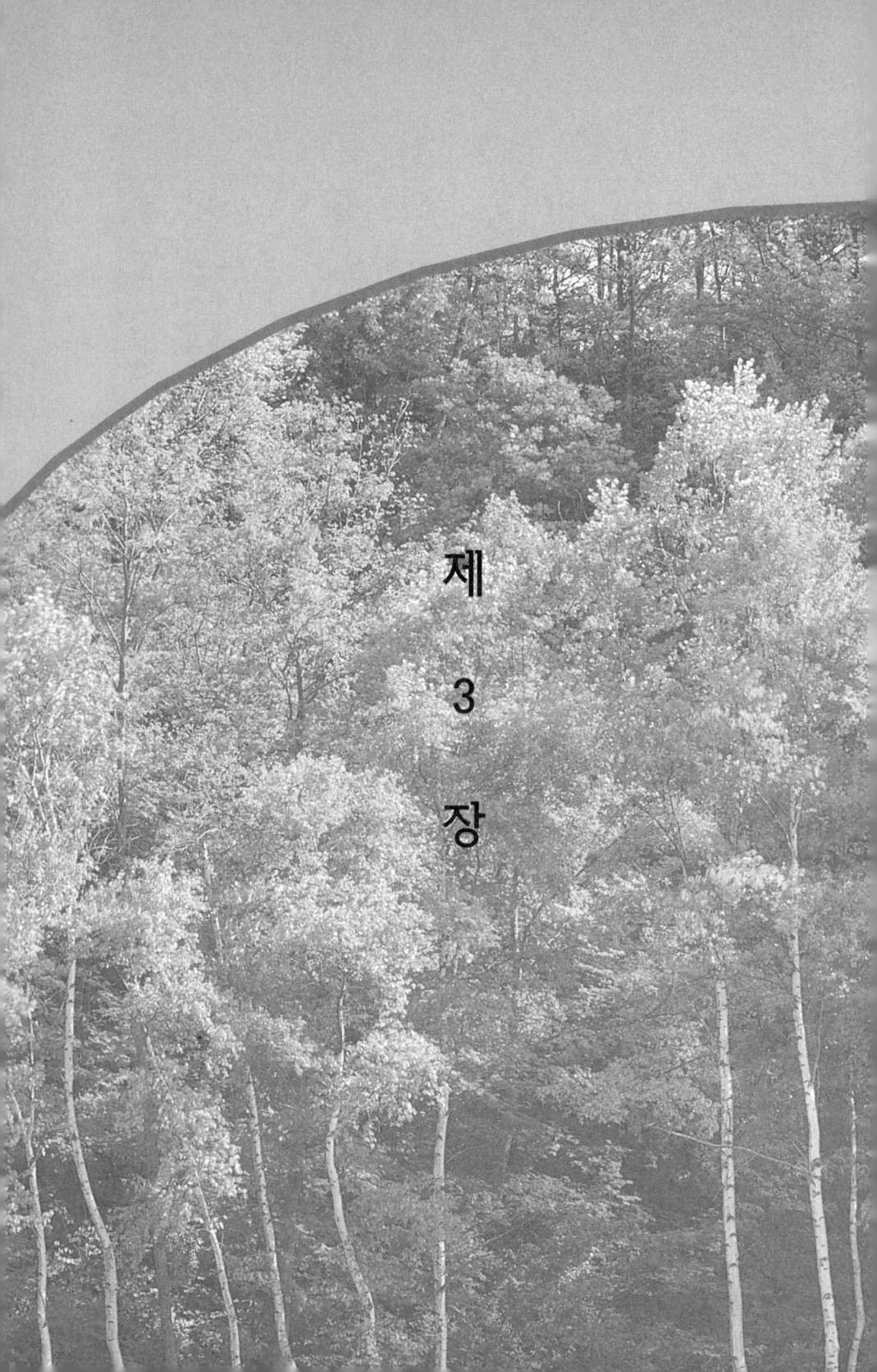

제 3 장

장수를 위한
　　건강한 정신과 운동

정신을 길러주고 정서를 조절한다

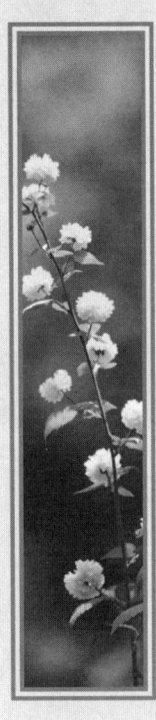

정신을 배양하고, 정서를 조절하며, 생활을 절제하여 마음의 건강을 보호, 증진시켜 몸과 마음의 건강 균형을 이루게 하는 것이 진정한 건강이다.

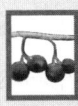 노여움을 풀어야 간이 편안하다

음양오행설은 우주나 인간의 모든 현상을 음양의 발전과 소멸로 설명하는 음양설과 만물의 생성 소멸을 목 화 토 금 수(木火土金水)의 변화, 발전으로 설명하는 오행설을 묶어 이르는 말이다.

음양설은 주로 인체의 생리현상과 병리변화를 인식하고 개괄하는데 이용되었다.

생리기능이 항진된 상태를 양이라 하고, 생리기능이 저하된 상태를 음이라 하여 음양의 조화를 이룬 것을 건강이라고 했고, 음양의 균형이 깨진 것을 질병으로 보았으며, 음양 균형을 회복하는 과정을 치료라 하였다.

오행설은 주로 정서, 장부 조직기관 사이의 관계를 분석하는 데 이용되었다. 예를 들면, 오장과 정서를 오행으로 분류하면 간장과 분노는 목, 심장과 기쁨은 화, 비장과 사려는 토, 폐장과 비통은 금, 신장과 공포는 수에 속한다. 이 이론에 따르면 분노가 지나치면 간장이 상할 수 있고, 기쁨이 지나치면 심장이 상할 수 있으며, 생각이나 고민이 많으면 소화기 계통이 상할 수 있다. 또 억울함이나 비통한 감정은 폐장을 상할 수 있게 하고, 공포감은 신장을 상하게 할 수 있다고 설명한다. 이러한 오행은 서로 상생과 상극을 통해 상호협조와 제약을 하며, 이런 오행의 원리를 이용하여 오장육부의 병리변화를 추정, 해석하고 치료하는 데도 응용하였다.

지금은 정서적인 변화가 인체의 생리기능에 어떤 영향을 미쳐 병적인 상태로 발전하는가 하는 과학적 근거가 마련되었다. 그렇다고 음양오행에서 말하는 분노가 간을 상하게 한다는 이론이 틀린 것은 아니다. 적어도 이러한 이론은 수 만년의 실천적 경험에서 얻어진 것이기 때문에 그만한 가치를 가지고 있기도 하다.

스트레스를 받으면 몇 분 안에 위출혈이 나타난다

쥐를 사육 상자인 케이지에 넣어 놓고 안테나 봉같이 긴 막대로 머리를 정기적으로 건드린다. 쥐는 기분은 나쁘지만 처음에는 아무 반응 없이 잘 참는다. 시간이 흐르면서 스트레스를 받아 화가 난 쥐가 머리를 쳐들며 기분 나쁘다는 표현을 노골적으로 한다. 이렇게 몇 분 동안 계속한 후

쥐를 해부하여 위를 열어보면 위에 출혈이 생겨 있음을 볼 수 있다. 불과 몇 분 동안의 스트레스가 생체 기능에 엄청난 변화를 가져올 수 있다.

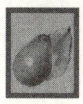 마음이 상하면 몸도 상한다

가족의 사망, 이혼, 직장 이동 등 생활 속에서 일어나는 각종 스트레스에 의해 상실감, 위협감, 불안감 등이 형성될 수 있다. 이러한 감정은 중추신경계를 거쳐 긴장, 공포, 우울, 분노 등의 정서를 만들어 내며 인체에 일련의 자율신경-내분비 반응이 일어나도록 한다.

부신수질에서 스트레스 호르몬인 아드레날린이 다량으로 분비되어 뇌·심장·골격근의 혈류량이 증가하고, 심장박동이 빨라지며, 혈관의 수축 또는 이완, 혈압 상승, 호흡 증가, 위장운동 감소, 당원분해, 혈당 상승, 대사 촉진 등의 현상이 나타난다. 또한 부신피질에서는 또 다른 스트레스 호르몬인 코르티솔을 분비하는 동시에 인슐린 분비를 감소시켜 인체 각 계통의 대사에 광범위한 변화가 일어난다.

스트레스 호르몬 분비에 따른 일련의 생체기능 변화는

인체가 외부의 자극에 대처하기 위해 내부 역량을 총동원한 상태이기 때문에 상대적으로 인체 내의 면역기능이 억제된다. 이런 상태가 지속되면 신체의 균형이 깨져 질병이 생기는데 이런 질병의 발생은 심리요인과 밀접한 관계를 가지고 있으므로 심신질병이라 한다. 심신질병에는 다음과 같은 것이 있다.

- 심혈관계 질병 : 원발성 고혈압, 관상동맥 경화증, 편두통
- 내분비계 질병 : 당뇨병, 비만증, 갱년기 종합증, 갑상선 기능항진
- 소화기계 질병 : 소화성 궤양, 위염, 식욕부진, 습관성 변비, 설사, 결장염
- 호흡기계 질병 : 기관지 천식
- 신경·근육계통 질병 : 요통, 긴장성 두통, 통각 과민증, 직업성 경련
- 피부 질환 : 신경성 피부염, 만성 습진, 만성 심마진, 가려움증
- 암 : 각종 암
- 기타 : 수면장애, 알레르기반응

사회적 요인과 자연환경도 심리에 영향을 미친다

사회적 지위, 생활조건의 변천, 가정생활의 문제 등 사회적인 요인은 사람의 심리에 영향을 미치고 심리변화는 인체의 생리기능에 변화를 주어서 결국은 건강에 영향을 미친다.

자연환경 중 일부 특수한 자극적 요소는 인체에 작용하여 정서의 변화를 가져온다. 예를 들면, 사계절의 변화, 달이 차고 기울음, 음성, 냄새, 색깔, 음식 등 여러 환경요인이 정서에 영향을 미칠 수 있다. 이상 기후는 사람의 정서에 상당한 영향을 미치며, 사람의 정서는 달이 차고 기울음에 따라 상응한 변화를 한다.

 ## 성격, 생활습관, 환경도 심신질병과 관계 있다

양성(陽盛) 체질과 비슷한 성격, 즉 분투적, 경쟁적, 조급, 긴박, 거친 언어행동, 왕성한 정력 등의 특징을 가진 사람은 심혈관계 질병이 많다. 성격이 급하고 성내기를 좋아하는 성격은 뇌혈관계 질병의 위험이 크다. 장기간 동안 고독, 모순, 억압과 실망 또는 감정을 극도로 억제하고 분노를 임의로 분출하지 못하며 사려와 염려, 불안감이 많은 기울(氣鬱) 체질인 사람은 암 발병률이 높다. 혼자 있기를 좋아하고 말이 적으며, 소극적인 성격의 사람은 악성 종양의 발병률이 높다.

흡연자는 소화성궤양의 발병률이 비흡연자보다 2~3배 높으며, 관상동맥 질환과 암에 의한 사망률도 70% 정도 높다. 폭음과 흡연은 폐암·소화기암과 관계가 있고, 음식을 많이 먹는 것은 비만·당뇨·담석증·담낭염·고혈압과 관련이 있다. 곡류와 야채를 적게 먹고 동물성 지방을 많이 먹는 것은 대장암 발병과 관계가 있다.

같은 민족이라도 단순하고 안정된 전원생활을 하는 사람의 혈압은 낮으며 연령 증가에 따른 혈압 증가가 뚜렷하지 않으나 도시로 이주한 사람의 경우는 혈압이 높아지고 연령 증가에 따른 혈압 증가가 뚜렷하다. 전쟁, 사회 혼란 등의 사건은 심신질병을 유발한다. 예를 들면, 제2차 세계대전 때 독일군의 스트레스성 궤양 증가, 사회 혼란 때 생리불순 증가, 소음이 많은 환경에서 위궤양 발병률 5배 증가,

장시간 단순 반복 작업자의 위장병 발병률 증가, 여성의 사회참여 증가로 인한 위궤양·고혈압 증가, 긴장된 훈련 이후 십이지장궤양 발생률 증가 등이 있다.

 스트레스를 해소하려면 산조인차를 마셔라

심신질병은 주로 사회적·심리적 요인에 의해 생기는 질병이므로 치료와 예방시 신체적·심리적 양 방면의 조치가 필요하다. 요즈음 많은 사람들이 종교활동을 하는데, 종교활동은 심리적 긴장을 완화시키는 데 훌륭한 정신배양법이다. 그 밖에 신체적 긴장을 풀어줄 수 있는 운동이나 심신의 긴장을 동시에 완화시켜줄 수 있는 태극권 등도 좋은 방법이다.

심리적인 긴장을 완화시킬 수 있는 산조인 외에 초기 증세를 조정하여 신체기능을 활성화시켜주는 두충, 천궁, 복령, 백출, 만삼, 오가피, 당귀, 황기, 구기자, 오미자를 각각 10g씩 섞어 차로 끓여 마시면 많은 도움을 받을 수 있다.

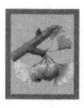 휴식과 안정으로 내장이 편해진다

보통 활동상태나 긴장상태에서는 교감신경이 활성화되어 있는데, 이때 뇌파는 빈도가 비교적 많은 β파동을 나타낸다. 이와 반대로 휴식상태나 안정상태에서는 부교감신경이 활성화되어 있고, 이때 뇌파는 빈도가 적은 α파동을 나타낸다.

우리 몸의 내장 장기들은 주로 교감신경과 부교감신경의 이중 지배를 받고 있다. 이렇게 함으로써 한편으로는 기능이 촉진되고 다른 한편으로는 기능이 억제되는 길항작용을 통해 한결같은 항상성이 유지된다.

스트레스 등에 의해 과도한 긴장상태가 계속되면 내장 장기의 기능이 상대적으로 억제되어 신체의 음양 균형이 깨어질 수 있다. 스트레스를 받았을 때 가장 쉽게 기능이 억제되는 장기는 위장과 대장이다. 위장이나 대장의 기능이 억제되면 소화가 잘 안 되고 더부룩하며, 아랫배가 살살 아프거나 설사를 하는 증상이 나타난다.

그러므로 적절한 휴식과 안정으로 부교감신경을 활성화시켜야 내장이 제 기능을 할 수 있다.

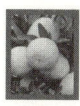 유쾌한 기분으로 위장병을 이긴다

우리나라 사람들은 자극적인 음식을 좋아한다. 게다가 직업적으로 식사를 제때 하지 못하는 경우도 많고, 한번 먹으면 폭식 하는 습관도 있다. 이러다보니 자연히 위장이 불편하다는 사람이 많다. 더구나 이런 증상은 커피, 술, 담배 등 잘못된 생활습관에 의해 악화될 수 있다. 최근에는 스트레스에 의해 위장의 기능이 떨어져 불편을 호소하는 신경성 위장병 환자도 늘어나고 있다.

위장이 불편한 증세는 위점막이 손상되어 나타나는데, 이를 위염이라 한다. 위염이 계속되면 만성으로 발전하는데, 상복부 불쾌감·복통·트림·소화불량·가슴 답답함·구토 등의 증상이 나타난다.

위염증세가 발전되면 궤양증세가 나타난다. 위궤양은 위장 하단부 위벽 점막이 파괴되면서 나타나는 일종의 만성 질환이다. 십이지장궤양은 소장이 시작되는 부분에서 주로 발생한다. 위궤양은 공복시에는 속이 편하고 음식물을 먹은 후 1시간을 전후로 하여 명치 부위에 통증이 주로 나타나고, 십이지장궤양은 공복시나 야간에 통증이 심해진다.

이런 증세는 치료약의 발전으로 쉽게 완화될 수 있으나

조그만 부주의로 쉽게 증세가 재발할 수 있다. 따라서 치료와 함께 생활에서 올바른 생활습관으로 바꾸는 것이 중요하다.

　운동이나 야외활동으로 심리적 긴장을 해소하는 것이 위장의 정상활동에 중요한 기초가 된다. 또한 유쾌하고 즐거운 기분으로 식사를 하도록 하고, 식사할 때는 천천히 오래 씹는 습관을 갖는다. 기름지고 딱딱하며, 자극적이며 섬유질이 너무 많은 음식은 피한다. 또 식사는 정시, 정량, 소식으로 자주 먹는 것이 좋다.

잘못 알기 쉬운 장수 상식

뱀은 정력식품이 아니다
우리는 오래 전부터 뱀이 정력에 좋다 하여 뱀으로 술을 담거나 탕을 끓여 먹었다. 소위 보신 식품인 것이다.
물론 중국에서도 뱀 요리를 먹는다. 그러나 중국에서는 일반 음식으로 일반인들이 별 의미 없이 먹는다.

전통적으로 뱀은 피부병을 치료하는 데 효과가 있어 약재로 사용한 적이 있다. 그러나 지금은 거의 사용하지 않는다. 더구나 역대 의학서 어디를 보아도 정력에 좋다는 언급이 없다.
어떤 사람은 뱀이 교미하는 시간이 길어 정력에 좋을 것이라 하지만 근거가 없다. 아마도 단백질급원이 부족하던 시대에 뱀고기를 먹으면 힘이 생겨 정력제로 변신하지 않았나 생각된다. 아무튼 뱀은 여러분의 정력과 관계가 없다.

정신노동자의 긴장상태를 풀어주어라

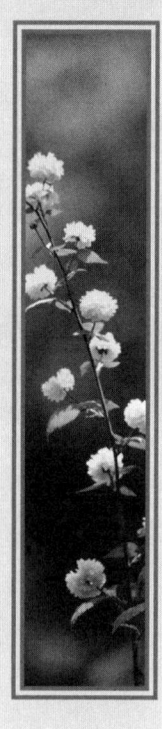

정신노동자의 경우, 대뇌가 장기적으로 긴장상태에 처해 있으므로 뇌혈관의 긴장도가 증가한다. 이로 인해 뇌로 공급되는 혈액이 항상 부족하여 어지럽거나 두통증세가 많이 나타나며, 이런 증상이 장기화될 경우 신경쇠약증후군이 나타날 수 있다. 정신노동자는 단순한 자세로 정적인 작업을 하기 때문에 근육이 계속적으로 긴장상태에 있으므로 혈액순환이 원활하지 못해 이로 인해 여러 질환이 유발될 수 있다. 적절히 심신의 긴장을 풀어주어야 건강을 지킬 수 있다.

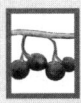 ## 2시간마다 휴식을 취해 뇌의 피로를 방지한다

적극적이고 창조적인 자세로 열심히 일하는 것이 뇌세포 재생을 촉진시켜 대뇌의 활력을 회복시키므로 노화를 늦추는 데 좋은 효과를 나타낸다. 일반적으로 2시간마다 휴식을 취하여 대뇌의 피로를 방지하는 것이 중요하다. 눈이 피로를 느낄 때는, 잠시 눈을 감고 묵상을 한 다음 먼 곳을 내다보며 심호흡을 10회 한다. 연속적인 두뇌활용 작업을 할 경우는 적절히 작업내용을 바꾸는 것이 좋다.

예를 들면, 추상적이고 사유적인 작업 후에는 외국어 읽기, 방송 듣기, 그림 감상 등을 하는 것이 좌우 뇌의 균형적 발전에 중요하다.

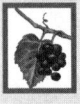 ## 충분한 산소는 머리를 좋게 한다

작업장에는 우선 신선한 공기가 유입되어야 한다. 충분한 산소 공급은 대뇌의 흥분시간을 연장시켜 판단력을 증진시킨다. 뇌의 무게는 우리 몸의 2.5%를 차지하지만, 몸

전체로 보내어지는 혈액의 15%를 공급받으며 혈중 산소량의 25%를 소모한다. 뇌는 포도당을 에너지원으로 사용하므로 정상적인 뇌 기능을 위해서는 충분한 영양을 공급해야 한다. 그리고 작업장에 햇빛이 잘 들어야 한다. 명암이 적절한 자연광은 주의력을 집중시키며, 햇빛 중 자외선은 피로 회복에 도움이 된다. 사무실은 소음도가 10데시벨 이하로 조용해야 좋다. 일반적으로 소음도가 60데시벨 이상이 되면 뇌의 사고가 정지된다. 사무실의 온도는 16℃정도로 하는 것이 머리를 맑게 하는 데 유리하다.

장기적인 음주와 흡연은 뇌세포에 심각한 손상을 초래할 뿐만 아니라 혈액 중의 산소 함량을 감소시켜 뇌세포의 노화를 가속화시킨다.

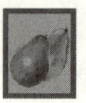 금연으로 뇌에 공급되는 산소량을 늘려라

흡연이 몸에 해롭다는 사실을 모르는 사람은 없을 것이다.

담배에는 여러 가지 유해성분이 들어 있다. 이 성분들은 혈관을 수축시켜 혈액순환을 방해하고 폐 기능을 저하시키며 위산과다를 일으킬 뿐만 아니라 산소 공급을 방해하여 머리가 아프고 나른해지는 현상을 초래한다. 따라서 장기간 흡연은 고혈압, 동맥경화증, 기관지염, 폐렴, 천식, 폐암, 위장염, 저산소혈증, 발기부전 등을 유발할 수 있다.

물론 많은 흡연자들이 금연을 하기 위해 여러 가지 방법을 동원하지만 금연이 쉬운 일은 아닌 것 같다. 금연을 하기 위해서는 흡연자 본인의 의지가 가장 중요하다. 건강상태가 좋지 않은 사람은 빨리 금연을 결심해야 한다. 결심을 늦출 여유가 없다. 그리고 물을 많이 마셔 체내의 담배독소를 배출시켜야 한다. 담배를 피우고 싶은 생각이 나면 다른 일을 만들어 담배 생각을 분산시키고 심호흡을 한다.

장기간 흡연으로 가래가 있고 목이 답답한 사람은 만삼 30g, 복령 · 백출 · 진피 · 법반하 · 자소자 · 나복자 · 백개자 각각 15g, 감초 5g을 끓여 마시면 도움이 된다. 기침이 심하면 은행을, 가래가 잘 나오지 않으면 어성초를 추가하여 끓여 마신다. 평소 식생활에 도라지나물을 자주 먹으면 도움이 된다. 도라지는 인후, 기관지를 보호하는 작용이 강하다.

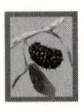 ## 머리를 좋게 하는 영양소

뇌 조직은 지질·당단백·칼슘·인 등의 물질로 구성되어 있으며, 대뇌의 활동에는 여러 가지 물질대사의 참여가 요구된다. 따라서 정신노동자는 매일 섭취하는 열량 이외에 두뇌에 필요한 영양소를 보충하여야 정상 기능을 유지할 수 있다.

칼슘과 인이 부족할 경우 신경과민, 불면, 초조와 경련증을 일으킨다. 마그네슘은 양호한 기억력을 유지하기 위해 필수적인 원소이다. 칼슘, 인 및 마그네슘이 풍부한 식품은 우유, 계란, 어류 및 해산품 등이다. 비타민 B군은 대뇌의 에너지대사를 도와 대뇌의 활력을 증진시킨다. 비타민 B군은 잎채소류, 곡식, 맥아, 콩류, 유산균 음료 등에 많이 들어 있다. 불포화지방산은 물질합성과 대사에 참여하여 대뇌에 활력을 강화하고 노화를 방지한다. 최근에는 DHA가 건강 기능성 소재로 많이 사용되고 있다. 불포화지방산은 콩기름·옥수수기름과 같은 식물성 기름, 어류, 새우 등에 많으므로 일반 식생활 중에 섭취할 수 있다. 특히 호두는 모양이 뇌와 유사하고 불포화지방산, 미네랄, 비타민이 풍부하여 훌륭한 뇌 영양식품으로 손색이 없다.

태양혈을 돌려 머리의 피로를 풀어준다

양손을 펼쳐 머리의 앞에서부터 뒤로 빗질하듯 빗는다. 눈 꼬리에서 귀 쪽으로 2cm 뒤에 위치한 태양혈을 누르고 시계방향과 반시계방향으로 수 차례 가볍게 비벼준다. 태양혈을 누를 때는 약간 시큰시큰한 느낌이 들 정도의 강도로 눌러준다. 두 손을 비벼 열이 나면 위에서 아래로, 안에서 밖으로 얼굴을 수 차례 문지른 후 눈동자를 상하 좌우로 움직이는 눈 보건체조를 행한다. 이 방법은 작업 후 머리가 피로할 때 응용하면 효과가 좋다.

운동으로도 스트레스를 해소한다

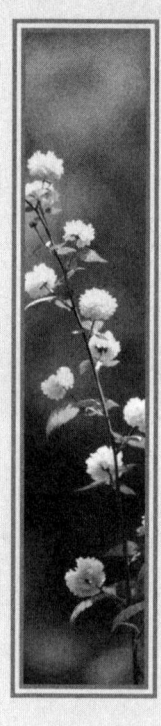

정신적·육체적 긴장은 서로 밀접한 관계를 가지고 있다. 그러므로 어느 한쪽이 스트레스를 받아 긴장하면 다른 한쪽도 긴장한다. 마찬가지로 적절한 운동을 통해 육체적 긴장을 해소하면 자연히 정신적 긴장도 해소될 수 있다. 운동은 심신의 정상화에 좋은 효과를 나타낸다. 운동은 산소를 소모하는 유산소 운동이 좋다. 공기가 좋은 실외에서 등산, 걷기, 달리기를 한다면 더욱 좋다. 실내 스포츠센터에서 하는 운동도 괜찮다. 만약 운동량을 측정할 수 없는 경우라면 어느 운동이든 땀이 살짝 날 정도면 된다.

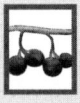 ## 적절한 운동은 보약이다

운동은 신체기능을 골고루 활성화시켜 주는 보약과도 같다. 운동의 효과는 다음과 같다.

- 뇌세포의 대사를 촉진하며 안정된 정서를 유지시켜 준다.
- 심장을 강화시켜 혈액순환을 촉진시키고 폐의 호흡기능을 증강시킨다.
- 위장의 움직임을 촉진시킴으로써 음식물의 소화·흡수를 개선한다.
- 내장의 혈액순환을 촉진시켜 주므로 장기의 생리기능에 유리하다.
- 면역기능과 내분비기능을 촉진하여 생명력과 정력을 더욱 왕성하게 유지시킨다.
- 근육관절의 활동을 증가시켜 몸을 가볍고 민첩하게 만든다.

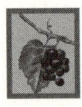 ## 운동도 요령이 있다

운동의 효과를 얻기 위해서 운동을 많이 한다고 좋은 것이 아니다. 예를 들면, 서양의 한 보험회사가 과거에 운동선수였던 5000여 명을 조사한 결과에 따르면 그 중에는 많은 사람이 40~50세에 심장질환이 있었으며, 대다수가 보통 사람에 비해 수명이 짧은 것으로 나타났다. 따라서 건강을 위해서는 적당량의 운동을 순서에 맞추어 하는 것이 중요하다.

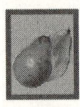 ## 운동량을 서서히 늘린다

운동을 하지 않다가 갑작스럽게 운동을 하면 몸이 따라주지를 않는다. 이튿날 몸이 개운하기는커녕 오히려 쑤시고 아프다. 운동을 하지 않던 사람은 서서히 운동량을 늘려나가야 한다. 신체의 운동능력은 개인의 노력에 따라 발전한다. 운동을 하면 할수록 운동신경이나 운동능력은 좋아진다.

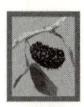 유산소 운동으로 체지방을 분해시킨다

　아령으로 근육질을 키우고자 하는 사람은 아령을 움직일 때 산소가 직접적으로 필요하지 않다. 유산소 운동이란 운동을 할 때 산소가 몸에 들어와 신체의 산화 대사능력을 증진시키는 운동을 말한다. 단거리 운동선수와 같이 단시간 안에 격렬한 운동을 하는 경우는 처음에는 산소를 소비하여 에너지를 얻지만 시간이 흘러 산소가 부족해지면서 근육 중의 저장에너지인 글리코겐을 사용하게 된다.

　그러므로 격렬한 운동보다는 산보, 조깅, 줄넘기, 체조, 하이킹, 등산 등과 같은 중등 정도의 강도를 가진 운동을 할 때 체지방이 연소된다. 체지방으로부터 운동에 필요한 에너지를 얻기 위해서는 산소가 필요하다. 이것은 자동차가 에너지를 얻기 위해 공기와 함께 휘발유를 연소시키는 원리와 같다.

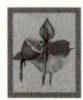 ## 준비운동과 정리운동으로 운동효과를 높인다

자동차를 갑자기 3단으로 출발시킬 수는 없다. 만약 가능하다 하더라도 차에 많은 무리가 따를 것이다. 또한 100km로 달리고 있는 차를 갑자기 멈출 수 있을까? 사고가 일어난 경우를 제외하고는 불가능하다. 자동차의 수명과 안전을 위해서는 서서히 가속하고 서서히 감속해야 한다.

운동도 마찬가지다. 더운 여름날 갑자기 물에 뛰어들었던 사람이 심장마비로 숨졌다는 사고소식을 가끔 듣는다. 물론 준비운동을 안 했기 때문이다. 무슨 운동이든 시작할 때는 준비운동 5분, 본운동 15분, 정리운동 5분 순서로 행하여 운동과 내장조절능력을 일치시키는 것이 중요하다.

준비운동은 예열운동으로 근육온도와 심폐기능을 증가시킨다. 본운동은 유산소 운동으로 최적의 심장혈관 효과를 만들어낸다. 정리운동은 고도로 흥분된 심장혈관 계통을 점차 안정시키고 갑작스런 운동 정지로 인한 중력성 저혈압 등 뜻밖의 사고를 방지하는 기능을 하는데 가벼운 체조, 산보, 안마 등이 좋다.

운동은 하루 30분씩 일주일에 3번 이상해야 효과가 있다

 운동을 얼마나 하는 것이 좋을까? 하루에도 몇 시간씩 운동을 열심히 하는 사람이 있는 반면 일주일에 한두 번 하기도 힘든 사람이 있다.
 일반적으로 운동은 하루에 30분씩 일주일에 3~5번 정도 하면 효과가 있다.

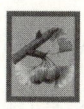 ## 운동은 땀이 살짝 날 정도로 해야 한다

 심장은 주기적으로 수축과 이완을 반복하며 온몸으로 혈액을 내보낸다. 심장이 펌프질하는 속도를 맥박이라고 하는데, 성인의 경우 보통 분당 70회 정도이다. 운동을 하면 각 신체조직의 에너지 수요가 증가한다. 이에 대응하기 위해 심장은 펌프질 속도를 가속시켜 온몸에 혈액 공급을 증가시키기 때문에 맥박이 빨라진다.
 운동은 평상시 자기 맥박의 1.5배의 강도로 하는 것이 좋다. 의학적으로는 180에서 자기 나이를 뺀 정도를 요구한

다. 그런데 전문적인 운동요법사의 지도를 받지 않는다면 우리가 운동하면서 맥박을 재고, 시간을 재는 일은 쉬운 일이 아니다. 운동은 땀이 살짝 날 정도로 하자. 그러면 운동의 강도와 시간이 해결된다.

태극권은 몸과 마음을 함께 돌볼 수 있는 운동이다

중국은 무술 천국이다. 땅이 넓고 전쟁이 많다보니 무술이 발전한 것 같다. 청나라 때 외세가 침입하자 황제는 전국에서 유명한 무술인을 다 모아 대항하게 했다. 장풍을 하는 사람, 둔갑하는 사람, 기공하는 도사 등등 수도 없이 많은 무림의 고수들을 모아 놓고 외세에 대항하지만 서양인의 총구 앞에서 속수무책으로 쓰러져갔다. 그 후 무술은 나라를 지키는 대신 개인의 건강을 지키는 양생운동으로 변모해갔다. 그 가운데 태극권이 있다.

태극권은 동적인 요소와 정적인 요소가 조화롭게 결합되어 있어 심리적인 긴장완화 효과와 육체적 운동 효과를 동시에 낸다. 미국과 영국의 의사들이 연구한 바에 따르면 태극권 수련 1시간은 명상과 경보를 각각 1시간 하는 효과를 동시에 나타내는 것으로 드러났다.

태극이란 만물이 시작하는 우주의 기운으로 태극이 움직여 양이 생기고 머물면 음이 된다. 태극도는 원형의 형태로 우주의 기운을 나타내며, 음양이 합해 있는 형상이다. 태극권은 이를 기초로 형체동작은 원을 근본으로 하기 때문에 하나 하나의 동작이 원호로 구성되어 있으며, 그 움직임은 자연스럽고 원활하며 변화무쌍하다. 마음속의 생각으로 기(氣)를 움직이고, 기로서 몸을 움직여 마치 원이 끝없이 반복되는 상태가 된다.

태극권은 동작을 통하여 전신 근육과 관절을 이완시켜 중추신경계를 안정시켜 준다. 특히 교감신경 계통의 긴장을 완화시켜 안정된 정서를 유도한다. 일정하고 완만한 호흡을 통하여 내장의 유동과 혈액순환을 촉진시켜 내장기관의 기능을 증강시키는 동시에 호흡중추를 활성화시켜 한층 더 자율신경 계통의 조절에 영향을 끼친다. 의식을 조절하여 안정된 상태에서는 대뇌 피층 세포들이 충분한 휴식을 취할 수 있으며, 또한 유해한 외부 자극의 생성을 막아 주는 역할을 한다. 따라서 수련을 통하여 인체는 생리상 최적의 음양 평형상태가 유도된다.

태극권을 처음 접하는 사람은 동작이나 이름이 생소하여 어렵다는 생각을 할 수 있다. 그러므로 태극권을 처음 시작할 때에는 잘 아는 사람에게 배우는 것이 좋다. 처음에는 동영상으로 태극권 하는 모습을 자주 보는 것만으로도 마음이 편해질 수 있다. 다음 기본 요령을 숙지하고 움직임을 따라 가보라.

- 안정을 유지하고 집중하며, 의식을 통하여 동작을 유도한다.
- 가슴을 약간 안으로 움츠리고 척추와 등을 곧게 편다.
- 어깨와 팔을 늘어뜨리고 엉덩이와 허리의 긴장을 풀어준다.
- 허리는 모든 동작의 중심축으로 항상 직립상태를 유지한다.
- 호흡은 자연스럽고 고르게 해야 하며, 동작은 물이 흘러가듯 자연스럽게 이어간다.

태극권에서 자세의 변화는 모두 허리의 회전으로부터 나오고, 허리의 긴장을 풀면 양다리에 힘이 모아지며, 허리가 곧으면 몸의 중심이 안정된다.

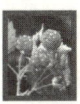 ## 요통 예방에는 태극권이 효과가 뛰어나다

　중국을 가보지 않은 사람들은 우리보다 생활수준이 낮은 중국 사람들이 어떻게 평균수명이 그렇게 길까 하고 의아해 할 수 있다. 그러나 중국에 가보면 생각이 달라진다. 중국의 아침은 운동으로 시작한다 해도 지나친 말이 아니다. 공원이나 공간이 있는 곳에는 태극권, 태극검, 무술, 부채춤, 기공 등을 하는 사람들로 빽빽하다.

　필자도 중국에서 양생학을 공부하면서 수년 동안 여러 훌륭한 선생님들의 지도하에 전통체육에 대해 공부했다. 강의도 듣고 실제 수련도 하면서 각 운동의 객관적 생리효과를 직접 느껴보았다. 최근 중국에서 문제가 되었던 파룬궁을 포함한 여러 기공, 태극검, 태극권 등을 수련하면서 느낀 것은 태극권이 우수한 운동이라는 것이다.

　태극권은 이론적으로나 실제적인 면에서도 객관적인 가치를 인정받을 만한 운동으로 심신을 함께 수련할 수 있는 특징이 있다.

　중국의 한 의학 통계에 의하면 50세 이상의 사람들 중 태극권을 꾸준히 하는 집단의 요통 발병률은 7.8%인데 반해, 비수련자 집단의 요통 발병률은 39.7%인 것으로 나타나 태극권이 요통을 예방하는 효과가 우수한 것으로 나타났다. 그도 그럴 것이 태극권에서 가장 중요하게 여기는 것이 허리이다. 허리는 신체의 무게중심이며 운동의 중심축이다. 따라서 태극권에서는 항상 곧은 허리자세를 요구한다. 얼마 전 국내에서도 유명 병원의 간호학과 교수가 태극권이 요통 예방에 훌륭한 효과가 있다고 하여 TV에서 소개하는 것을 본 적이 있다.

아무튼 태극권이 많이 보급되어 요통 예방은 물론 심신 건강에도 좋은 효과를 볼 수 있었으면 하는 바람이다.

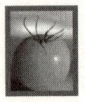 신념은 기를 발동시켜 성공을 부른다

최근 신문에서 "기(氣)란 무엇인가?"라는 글을 보았다. 내용을 끝까지 읽었는데도 기에 대한 명확한 개념이 머리에 들어오지 않았다. 나도 잘 모르는 기를 남한테 설명하기란 쉬운 일이 아니다.

기란 우리 조상들이 살았던 시대의 용어이다. 우주 삼라만상의 물질들이 주변을 변화시킬 수 있는 내재된 에너지(장)를 총체적으로 가리켜 기라 하였다. 기에는 청기, 곡기,

열기, 분위기, 총기 등 기가 없이는 말이 되지 않을 정도로 기라는 것이 생활의 일부였다.

그러나 우리는 현대과학의 혜택을 받고 자란 세대이기 때문에 청기라고 배우는 대신 산소라고 배웠고, 곡기라는 대신 음식·포도당으로, 탁기라는 대신 이산화탄소로 배웠다. 우리는 초등학교 자연책에서 이런 내용을 볼 수 있다.

포도당 + 산소 ⇒ 에너지(ATP) + 이산화탄소 + 물

즉 "음식을 먹으면 분해되어 포도당이 되고, 이 포도당은 호흡을 통해 들어온 산소와 함께 연소되어 우리 몸에 필요한 에너지를 생성한다. 이 에너지는 우리가 활동하거나 체온을 유지할 수 있게 해준다."고 되어 있다.

이 내용을 기의 개념에서 다시 표현하면 곡기와 청기가 몸에 들어와 인체를 보호하고 유지하는 영기(營氣)와 위기(圍氣)로 변한다. 여기서 영기는 포도당을 포함한 영양소의 개념과 포도당이 혈액을 따라 이동하여 필요한 신체 조직에서 에너지화한 개념을 모두 가리켜 하는 말이다. 따라서 동양의학에서 기는 물질이며 혈액을 따라 움직인다고 하였다. 위기는 화학에너지인 ATP가 열에너지로 바뀌어 체온

을 유지하는 기능을 가리키는 말이다.

　이쯤 하면 명확하지는 않지만, 모호했던 기의 개념이 약간은 구체화되지 않았나 생각한다. 기는 주변을 변화시킬 수 있는 내재된 에너지의 총칭이다. 기를 발동하면 주변에 변화가 일어난다. 그럼 기를 발동시킬 수 있는 힘은 무엇인가? 바로 우리의 생각이다. 그러므로 좋은 결과를 바란다면 항상 좋은 생각을 해야 한다. 긍정적 사고를 해야 하는 이유가 여기에 있다. 자신감과 신념을 가지고 끼를 발동하면 좋은 결과가 우리를 기다리고 있다.

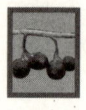 기공은 심신 단련법이다

　우리 주변에서도 기공이라는 말을 자주 들을 수 있다. 기공은 기를 잘 소통하게 하는 방법쯤으로 이해하면 될 것이다. 요즈음에는 기공이 뇌호흡이라는 용어로까지 발전하였다. 원래 기공(氣功)이란 용어는 중국 진나라 때 허손이 처음으로 언급하였으나, 역대 의학서에는 도인(導引 : 신체이완운동)이란 용어를 보편적으로 사용하였다.

　기공은 일정한 신체동작, 호흡조절, 생각집중 등 세 가지

요소를 운용하여 심신을 단련하는 방법이다. 기공수련법에는 여러 가지 방법이 있으나 원칙적으로는 정적인 요소와 동적인 요소가 겸비된 수련법이 가장 바람직하다. 이런 원칙에 의하면 태극권보다 좋은 수련법은 없다. 그러나 태극권의 수련에는 넓은 장소를 필요로 하는 단점이 있다. 따라서 여기에 소개하는 방송공은 장소의 넓고 좁음에 구애됨이 없고, 배우기 쉬운 특징을 가지고 있다. 또한 방송공은 스트레스와 긴장이 연속되는 생활을 하는 현대인들의 긴장 완화에 도움을 줄 수 있는 훌륭한 수련법이다.

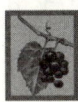 기공도 준비운동과 정리운동이 중요하다

기공수련을 하는 사람들 중에는 무리한 복식호흡과 의념 요구로 정적인 상태에 빠져들어 현실세계로 나오지 못하는 사람들이 있다. 소위 주화입마(走火入魔)라 하는데, 이는 부적절한 호흡에 의해 형성된 혈액 속의 산 또는 알칼리 중독 상태와 부적절한 심리상태가 뇌에 심각한 영향을 주어 나타날 수 있는 대표적인 부작용으로 정신이상증세이다. 우리는 몸도 마음도 건강하기 위해서 기공을 한다. 기공도 준비와 정리라는 개념을 가지고 정확하게 단계별로 진행하여야 효과를 볼 수 있다. 그렇지 않다면 밖에 나가 무조건 뛰는 운동이 건강에 훨씬 좋다.

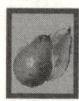 스트레스를 풀어주는 방송공

육체적 긴장과 정신적 긴장은 서로 밀접한 관계를 가지고 있다. 육체나 정신 어느 한쪽이 긴장되면 다른 쪽도 긴장하게 되며, 이 긴장이 사람의 심신 건강에 막대한 영향을 미친다. 특히 스트레스 환경에 노출되어 있는 현대인의 경우에는 긴장의 연속이라 할 수 있다.

방송(放松)은 심신의 긴장을 푼다는 뜻으로, 방송공은 건강한 사람에게는 질병 예방의 목적으로, 만성질환자들에게는 치료의 목적으로 이용될 수 있다. 특히 고혈압, 각종 만성위장병, 폐기종, 만성간염, 신장염, 녹내장, 천식, 신경쇠약 등에 효과가 좋다.

방송공은 움직임이 적으며, 스트레스로 인해 항진된 신체기능을 완화하고 긴장된 심리상태를 이완시켜 줄 수 있는 효과를 나타내기 때문에 현대인에게 알맞은 기공법이다. 또한 방송공은 다른 기공에 비해 쉽게 배울 수 있으며, 부작용이 없어 누구나 따라 할 수 있다.

  방송공은 리듬감 있는 순서에 맞춰 마음속으로 긴장을 풀어준다는 뜻인 "송(松)"을 암송하여 신체의 각 부위를 긴장상태에서 이완상태로 유도하며, 잡념을 없애 심신을 평형상태에 도달하게 한다.

  우선 의자에 앉아 머리를 똑바로 들고 두 눈은 살짝 감으며 입을 가볍게 다문 채 얼굴에 가벼운 미소를 띤다. 두발은 어깨 넓이만큼 자연스럽게 벌리고 두 손은 무릎 위에 살짝 올려놓는다. 어깨는 치켜세우지 말고 자연스럽게 두며 가슴은 앞으로 내밀거나 안으로 집어넣지 않은 자연스러운 자세를 취한다. 자세를 바로 잡았으면 상하로 치아를 36번 가볍게 마주친다. 만약 입안에 침이 고인 경우는 고인 침을 세 번에 나눠 삼킨다. 그런 후 오른손바닥을 복부에 대고 시계방향으로 9번 가볍게 문지른다. 그리고 온몸을 양 측면, 전면, 후면 등 3개 방향으로 나눠 머리부터 발끝까지 순서에 맞춰 긴장을 풀어간다. 호흡은 자연스럽게 하며, 숨을 들이쉴 때 긴장을 풀어줄 신체 부위를 생각하고, 내쉴 때 "송(松)"이라고 마음속으로 암송한다.

- 1선 : 머리 양측 → 양측 목 → 양쪽 어깨 → 양 팔꿈치 위쪽 → 양 팔꿈치 → 양 팔꿈치 아래쪽 → 양 손목관절 → 양 손바닥 → 열 손가락
- 2선 : 얼굴 → 목 → 가슴 → 복부 → 양 허벅지 전면 → 양 무릎 → 양다리 전면 → 발 → 발가락
- 3선 : 머리 뒷면 → 목 뒷면 → 등 → 허리 → 양 허벅지 후면 → 양 오금 → 양 장딴지 → 양 발뒤꿈치 → 양 발바닥

이상 1, 2, 3선에 각각 9개의 송할 부위가 있다. 송을 할 때 먼저 부위별로 의식을 집중한 후, 마음속으로 "송"을 암송한다. 순서에 따라 머리부터 발끝까지 긴장을 풀어준다. 1선을 순서에 맞춰 각 부위의 긴장을 풀었으면, 2선 · 3선의 순서로 긴장을 풀어간다. 매선의 끝나는 부위에서 의식을 1분 정도 집중한다. 1선이 끝나는 부위는 가운뎃손가락 끝, 2선이 끝나는 부위는 엄지발가락 끝, 3선이 끝나는 부위는 발바닥이다. 1, 2, 3선에 따라 온몸의 긴장을 풀었으면 약 3분간 배꼽 부위에 의식을 집중한 후 1회 수련을 마친다. 매수련시 1, 2, 3선에 따라 3회 반복하고 수련을 마친다.

불면증이 있는 사람은 잠자리에 누워서 해도 된다. 누워서 할 때는 우선 반듯하게 누워 몸의 힘을 쭉 빼어 몸이 땅에 가라앉는다는 느낌을 갖는 상태에서 시작한다.

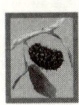 **병원에 가도 이상은 없다는데…**

항상 머리가 무겁고 쉬어도 항상 피곤하며 답답한 느낌이다. 때로는 목에 무언가 걸려 있는 느낌이고 열도 있는 것 같고 몸의 컨디션이 말이 아니다. 덜컥 걱정이 되어 병원에 가서 혈액검사, 심전도, 심지어는 CT에 MRI 검사를 해도 정상이란다. 이런 경우를 당하면 참으로 난감하다.

나는 건강상으로 심각한 느낌을 갖고 병원을 찾았는데 이상이 없다니…. 한편으로는 안심이 되지만, 한편으로는 어디에 이 불편함을 호소해야 할지 답답할 노릇이다. 이러한 몸의 상태는 음양의 균형이 흐트러지기 시작한 상태로 볼 수 있다. 현대 개념으로는 질병으로 발전하기 직전의 반건강 상태라 할 수 있다. 요즈음에는 이를 만성피로증후군이라고도 하는데, 정신적·육체적 스트레스가 주요 원인인 경우가 많다. 그러니 병원에는 약이 없다. 병이 나야 처방을 내릴 것이 아닌가? 그렇다고 병이 날 때까지 기다리는 것도 이치에 맞지 않고…. 어쨌든 이런 상태는 우리 몸이 스스로 조심하라고 경고를 보내는 것으로 볼 수 있다.

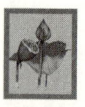 생활환경을 변화시켜야 심신이 편해진다

진찰해도 이상이 없는데, 의사들이 어떻게 처방을 할 수 있겠는가? 병이 난 사람만 치료해본 의사들은 이상 없으니 가서 쉬라고만 한다. 이러한 증상의 대부분은 직장을 포함한 사회환경적인 요인에 의한 스트레스가 원인이 되는 경우가 많으며, 자극성이 강한 음식의 과다 섭취가 이런 증상을 가중시킬 수 있다. 우선 맵고 자극성이 강한 음식, 술을 가급적 피하고 저녁때에는 일찍 들어가 충분한 휴식시간을 확보한다. 커피를 삼가고, 커피 대신 황기 20g · 산조인 20g · 오미자 10g으로 차를 끓여 마시면 긴장 해소와 스트레스에 대한 저항력 증강에 도움을 받을 수 있다. 담배를 삼가고 아침에는 신선한 공기를 마실 수 있는 곳에서 간단한 운동을 하는 것이 좋다. 시간과 공간이 허락하지 않는다면 실내운동도 좋고 그렇지 않으면 방송공을 하는 것도 도움이 된다. 아무튼 생활환경을 변화시켜야만 증상의 근본적인 개선이 가능하다. 얼마나 많이 변화시킬 수 있느냐에 따라 심신이 그만큼 편해질 수 있다.

스트레칭과 안마로
긴장을 풀어준다

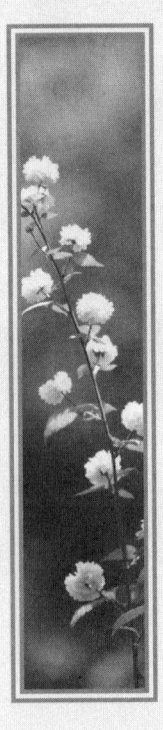

요즈음에는 많은 사람들이 컴퓨터 앞에 앉아서 작업하는 시간이 많다보니 눈과 팔에 피로를 많이 느낀다. 계속 화면을 보며 자판을 두드리다 보면 눈은 침침해지고 어깨가 뻐근해진다. 이런 증세가 계속되면 팔에 마비증세가 나타나고 팔을 쓰기가 힘들 정도로 증세가 심각해진다. 두통증세도 나타나고, 어깨도 쑤시고, 심지어 등까지 아프다. 침도 맞아보고 부항도 떠보지만 그때뿐이다. 혹시 중풍증세가 아닌가 하고 걱정하는 사람도 있다.
이런 증상은 한정된 동작으로 반복적인 작업을 하면서 목 부위의 경추에서 어깨를 거쳐 팔쪽

으로 연결되어 있는 신경과 혈관이 압박을 받아 소위 기혈소통이 원활하지 못하기 때문에 일어나는 경우가 많다. 이는 신종 직업병이라 볼 수 있다.

한 시간에 한 번 정도는 양팔을 쭉 펴 스트레칭을 하여 긴장된 근육을 풀어주자. 시야를 먼 곳에 두어 눈의 거리조절능력을 회복하는 것도 필요하다. 목운동은 필수이다. 보건 체조를 할 때 배웠던 목운동이면 충분하다. 그리고 가끔 손으로 목 부위를 주물러주면 신진대사가 촉진되고 이를 통하여 인체의 각 부분의 기능을 협조 통일시켜 인체의 질병 저항능력을 키워준다.

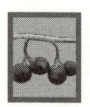 ## 손바닥으로 눈과 정신을 맑게 한다

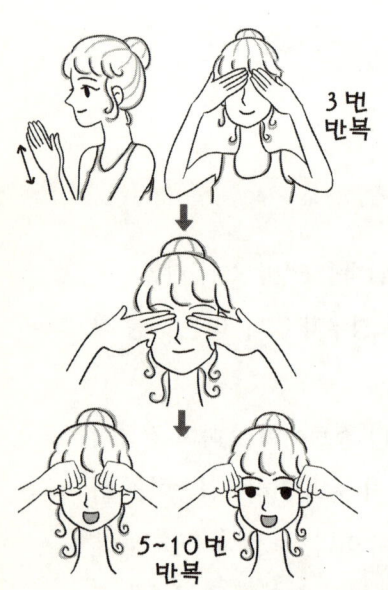

양손을 비벼 열이 나면 손바닥을 양쪽 눈 위에 대는 동작을 3번 반복한 후 집게손가락, 가운뎃손가락, 약손가락으로 잠깐 동안 안구를 가볍게 누른다.

그 다음 양손 엄지손가락 바깥쪽 관절로 눈썹의 안쪽에서 바깥쪽으로 약간 힘을 주어 문지르는 동작을 5~10회 반복한다. 이 방법은 눈 주위의 혈액순환을 촉진하여 눈과 정신을 맑게 하는 효과가 있다.

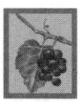 ## 안마로 귀와 정신이 맑아진다

양 손바닥을 귀에 대고 서서히 눌러주면서 조금 있다가 손바닥을 귀에서 뗀다. 이와 같은 방법을 10여 차례 반복한 후, 양손 엄지손가락과 집게손가락으로 귀 바퀴를 위에서 아래로 20회 문지른다. 다시 같은 방법으로 귀밑 부분을 30회 문지른다. 이 방법은 귀에 영양이 충분히 공급되게 하여 귀와 정신이 맑아지는 효과가 있다.

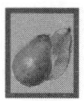 ## 엄마 손은 약손

어려서 배가 아프면 어머니가 배를 문질러주며 "엄마 손은 약손." 했던 기억이 있다. 엄마 손은 마찰력과 마찰열로 기능이 저하된 위장을 도와 신기하게도 증상을 낫게 한다.

이제는 어머니의 힘을 빌

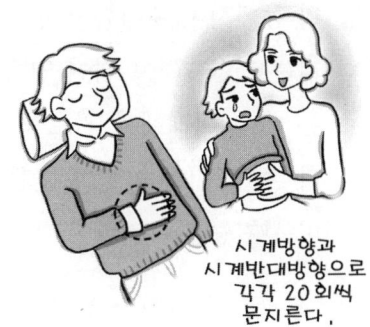

시계방향과 시계반대방향으로 각각 20회씩 문지른다.

리지 않고도 혼자 할 수 있다. 손바닥으로 윗배를 지그시 누르고 시계방향과 반시계방향으로 각각 20회씩 문지른다. 앉아서도 할 수 있고 누워서도 할 수 있으며, 식후 또는 잠자기 전에도 할 수 있다. 식후 복부안마는 소화 흡수를 도우며 취침 전 복부안마는 위장을 튼튼하게 하여 소화를 도울 뿐만 아니라 잠을 푹 잘 수 있게 해준다.

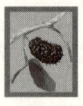 등 두드리기로 성기능을 촉진한다

양발을 벌리고 서서 전신의 긴장을 푼다. 손은 반쯤 주먹을 쥔 상태로 자연스럽게 아래로 내려뜨린다. 등을 두드리기 전 먼저 허리를 돌리고 양 주먹으로 허리의 움직임에 따라 등에서 아랫배까지 두드린다. 좌우로 허리를 한 번씩 돌리는 것을 1차로 하여 연속 30회 반복한다. 두드리는 부위는 먼저 아래에서 위로 하며, 다시 위에서 아래로 반복한다. 이 방법은 기혈의 순환을 촉진하고 오장육부를 조절하며 성기능을 촉진한다.

잘못 알기 쉬운 장수 상식

웅담은 보약이 아니다

담은 쓸개즙라고도 한다. 담은 간에서 만들어져 담낭에 보관되었다가 기름기가 많은 음식을 소화할 때 방출된다.

손에 기름때가 묻었을 때 비누로 닦으면 기름이 잘 분산되어 제거되듯 쓸개는 음식 중의 지방을 잘 분산시켜 소화되는데 유리하게 해주는 역할을 한다. 그래서 기름기가 많은 음식을 많이 먹으면 담에 부하가 걸려 담낭염이 발생할 수 있다.

그런데 우리에게는 곰의 쓸개인 웅담을 보약으로 인식해 왔다. 언제부터, 어떤 연유에서 그런지는 모르겠다. 동양의학에서는 웅담이 열을 내리는 성질을 가지고 있어 일부 전염성 질환에 응용한 예는 있으나 현대에는 거의 이용되지 않고 있다.

현재 시중에 판매되고 있는 소위 웅담제품의 주성분 모두 화학 합성한 것들이다. 웅담이 보약이라고 굳게 믿는 것은 우리가 만들어낸 플라시보(가상) 효과이다. 웅담은 정확히 말해 기름진 음식의 소화를 도와주는 역할을 할 수 있을 뿐이다.

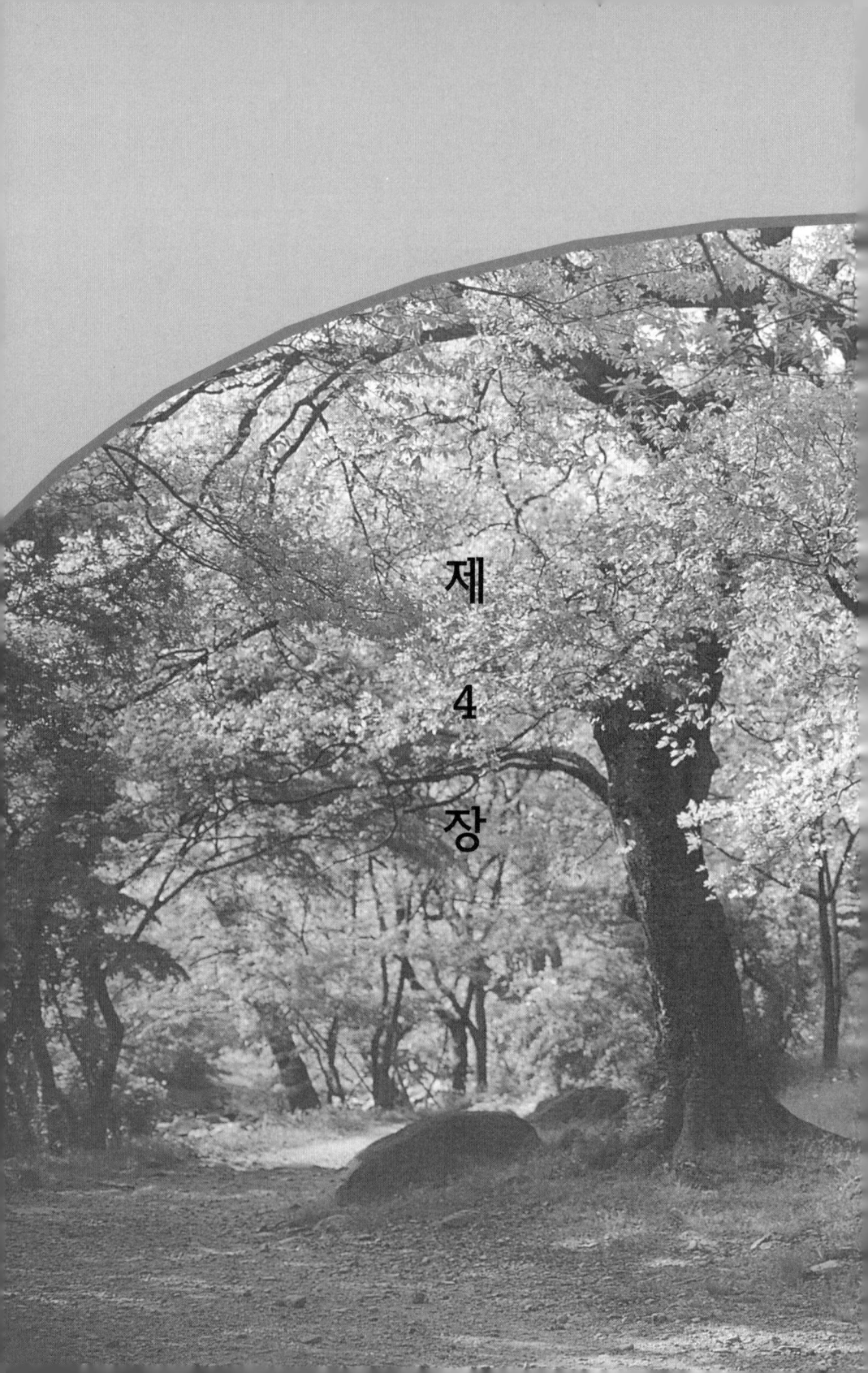

제 4 장

장수를 불러오는
건강한 생활습관 · 환경

성욕과 식욕은 자연의 섭리이다

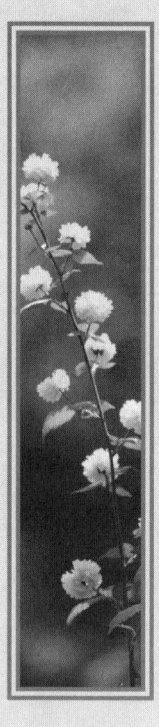

『예기』에 이르기를 성욕은 식욕과 함께 거절할 수 없는 자연의 법칙이며, 자기보존과 종족번영은 생물의 2대 사명이라 했다. 성생활은 양생의 중요 내용이며, 건강 장수의 기초이다. 성생활은 인체의 생리적인 특징과 생명의 주기를 기초로 하여 건강한 성행위를 채택하여 질병을 예방하고 건강을 유지하며, 생활의 질을 높여 궁극적으로 건강 장수를 이루고자 하는 것이다.

성생활은 인류의 본능이며, 인류 생활의 중요한 부분으로 물질생활·정신생활과 함께 인류의 3대 생활에 속한다. 일반적으로 동물은 종족번식을 위해 특정한 시기에 성행위를 하나, 인류는 성행위를 통하여 종족번식 이외에 긴장완화 등 여러 가지 정신적·육체적인 수요를 조절하는 것으로 알려졌다.

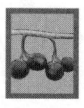 ### 성생활은 건강 장수의 기초이다

　남녀가 서로 의존하고 정상적인 성생활을 하는 것은 각종 신체기능을 조화롭게 하고, 노화를 방지하는 데 중요한 역할을 한다. 1987년 중국 광시성에서 장수노인을 조사한 바에 따르면 화목한 부부생활을 한 사람들의 수명이 그렇지 않은 사람들보다 길었다는 결과가 나왔다. 따라서 독신주의는 생리적인 법칙에 어긋난 것으로 건강에 좋지 않다. 또한 평생 미혼으로 보낸 사람은 유방암 발병률, 기타 질병 발병률 및 사망률이 일반 부부생활자보다 높다고 한다. 결론적으로 말하면 국내외 의학계의 실험결과에 의하면 기혼자가 장수한다는 것이다.

 ### "방사는 사람을 살릴 수도 있고 죽일 수도 있다"

　방사(房事)란 성생활을 뜻하는 말이다. 예로부터 "방사는 사람을 살릴 수도 있고 죽일 수도 있다."고 하였다. 이 말은 절제 있는 성생활을 강조한 것으로 국내외 장수노인을 조사한 바에 따르면 대부분의 장수노인들이 절제된 성생활을 한 것으로 나타났다. 과도한 성생활은 요통, 사지무력, 현기증, 이명, 건망증, 안색 창백, 소변 빈번, 발기부전, 월경불순, 냉대하 등의 증상을 유발할 수 있다. 또한 직·간접적으로 질병을 일으키거나 병의 재발 또는 병의 상태를 악화시킬 수 있다. 예를 들면, 임상에서 자주 볼 수 있는 관상동맥경화증, 고혈압성 심장병, 풍습성 심장병, 폐결핵, 만성 간염, 만성 신장염 등의 증상은 기본적으로 사라진 후에도 과도한 성생활에 의해 재발될 수 있다.

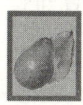 중국 역대 황제의 수명은 39세

중국의 역사자료 통계에 따르면 역대 황제 209명의 평균 수명은 39세에 불과한 것으로 나타났다. 그 중 과욕을 부리지 않고 수신(修身)에 힘쓴 청대의 건륭황제가 88세로 수천 년 역사상 황제로는 가장 오래 살았는데, 이는 절제된 생활습관과 밀접한 관계가 있는 것으로 보인다.

현대의학 연구에 의하면 과도한 성생활은 성호르몬 고갈, 면역기능 감퇴, 조직 단백합성 능력저하, 혈액순환장애, 호르몬 이상, 대사율 저하 등을 초래하며 쉽게 질병을 일으켜 노화를 촉진하는 것으로 나타났다.

 ## 성생활은 이튿날 피로감을 느끼지 않을 정도가 좋다

『소녀경』에 이르기를 20대는 4일에 1번, 30대는 8일에 1번, 40대는 16일에 1번, 50대는 21일에 1번, 60대는 한 달에 1번 성생활을 하는 것이 적절하다고 하였다. 고대에는 계절에 따른 기준도 있었는데, 봄에는 매월 2번, 여름에는 매월 3번, 가을에는 매월 1번 성생활을 하고, 겨울에는 성생활을 피하라 했다.

현대의학 연구에 의하면 성생활의 빈도에 대한 표준을 정하기란 어려우며 체질, 연령, 직업 등 개인적인 차이에 따라 운용하는 것이 바람직하다 하였다. 따라서 성생활의 빈도에 대한 표준은 이튿날 피로감을 느끼지 않을 정도가 일반 원칙으로, 심신이 편안하고 정신이 유쾌하며 일의 능률이 오를 정도가 좋다.

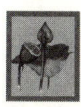 **보리밭 러브호텔**

　어릴 적 기억 속의 보리밭은 문둥이가 있다 하여 아이들에게는 공포의 대상이었다. 학교에서 돌아오다가 산모퉁이 근처의 보리밭 가까이에 오면 두려움에 가슴이 두근거리기 시작한다. 여러 명이 같이 가면 그래도 나은데, 혼자 가는 길은 참으로 곤혹스럽다. 그런데 나는 보리밭에서 문둥이에게 잡혀 먹혔다는 소식은 듣지 못했다. 보리밭은 종다리가 알을 품을 수 있는 안식처였고, 불타는 남녀들이 사랑을 나눌 수 있는 장소였다.

　어른들이 아이들 금지구역으로 지정한 보리밭은 불타는 사랑을 끌어들여 잠재우는 역할을 다했다. 그래서 보리의 성질이 차가운 게 아닌가도 생각한다. 보리는 여자들의 우울증이나 히스테리에 효과가 좋다. 보리밭의 향수가 여자에게 전해져서 그런지는 모르지만 어쨌든 보리, 감초, 대추, 맥아를 각각 10g씩 넣고 보리차처럼 끓여 마시면 히스테리나 우울증 개선에 도움이 된다.

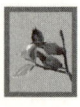 ## 스트레스와 불경기가 남성을 무력화시킨다

　발기부전은 조루증과 함께 남성을 괴롭히는 가장 흔한 성기능 장애의 하나이다.
　국내에서는 대략 200만 명의 남성이 이런 문제점을 갖고 있는 것으로 추정된다. 남성의 가장 기본적인 자존심에 손상을 가져오는 발기부전은 과거 중·장년층에게서 많이 나타나는 성기능 장애 중에 하나이었는데 최근 들어서는 젊은층에서도 많이 나타나는 것으로 알려져 있다. 그러나 자존심 때문에 혼자 끙끙대며 고민하는 사람들이 많다. 실제로 발기부전으로 병원을 찾는 사람 중 30%가 30대라고 하니 문제가 심각하다.
　발기부전의 원인은 크게 심리적인 요인에 의한 심인성(心因性)과 신체기능 저하에 의한 기질성(氣質性)으로 나뉜다.
　젊은층은 심리적 요인이 많고 나이든 남성은 기질성 요인이 많다. 심인성 발기부전은 직장 또는 가정, 사회생활 전반에서 받는 스트레스에서 오는 경우가 대부분이며, 이러한 발기부전은 불안감, 죄의식, 열등감의 원인이 될 수 있다.
　심리적인 긴장은 적당한 운동을 함으로써 완화될 수 있

다. 산조인, 황기, 구기자, 오미자 각각 10g씩을 차로 끓여 마시면 많은 도움을 받을 수 있다.

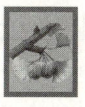 ## 비아그라를 잘못 쓰면 심장마비에 걸린다

　동양에서는 예전부터 정력증진에 관한 수많은 비방이 전해져 내려왔다. 그러나 동양의 비방은 안전하고 지속적이나 효과가 좀 느린 단점이 있다. 그런데 서양에서 효과가 빠른 비아그라가 나온 후부터는 너나 할 것 없이 비아그라를 찾는 사람이 많아졌고 수요가 많다보니 가짜도 판친다. 그러나 비아그라는 신속하게 혈액을 순환시켜 발기시키는 작용을 하기 때문에 갑자기 심장에 이상이 생겨 부작용이 나타날 수 있다. 따라서 안전을 위해서는 반드시 의사의 처방을 받아야 하지만 현실은 어디 그런가? 너도나도 호기심에서 또는 자랑하고 싶어서 밀거래를 통해 구해 먹어본다. 물론 문제가 없다면 다행이지만 심장병이나 고혈압이 있는 사람이 비아그라를 먹었을 경우 시각 장애, 성기 손상, 중풍에 걸릴 수 있고 심한 경우 심장마비로 사망에 이른 경우가 보고되고 있다.

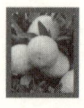 원인을 제거하고 신체기능을 활성화시켜라

성기능을 회복하기 위해서는 규칙적인 운동, 금연, 절주는 필수적이다. 또한 틈나는 대로 항문을 조이는 제항호흡을 하라. 제항호흡은 골반근육을 강화시키고, 정맥성 발기부전에 효과가 좋다.

다음에서 제시하는 성기능을 강화하는 전통 양생법인 장양고정법(壯陽固精法)도 꾸준히 단련하면 성기능 강화는 물론 노화를 늦추어 장수할 수 있게 해준다.

반쯤 뒤로 기댄 자세로 양손을 비벼 열이 나면 한 손은 아랫배 단전 부위에 놓고, 다른 한 손은 음낭을 감싼 후 위아래로 흔드는 동작을 60회 한다. 손을 바꿔 같은 동작을 60회 한다.

한 손은 아랫배 단전 부위에 놓고 다른 한 손은 음경과 고환을 쥐고 상하 좌우로 끌어당기기를 각 30회 한다. 다시 손을 바꿔 같은 동작을 반복한다.

양 손바닥 사이에 음경을 끼워 넣고 점점 힘을 가하고 비비기를 100회 한다.

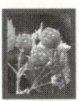 ## 유방 운동으로 여성기능을 강화시킨다

 다음 방법은 여성을 위한 고전적 양생법으로 꾸준히 단련하면 호르몬 조절, 면역기능 증강, 성기능 강화, 유방암 예방 등의 효과를 거둘 수 있으며 노화를 늦춰준다.
 이 방법은 앉은 자세 및 누운 자세에서 모두 할 수 있다.
 양손으로 동시에 유방을 전반 방향으로 각각 30회 문지른다. 다시 좌우 상하로 각각 30회 문지른다.
 양손을 교차하여 손가락을 이용하여 유방을 잡았다 놓았다 하기를 1회로 하여 같은 동작을 30회 반복한다.
 양손의 손가락을 이용하여 유두를 아프지 않을 정도로 잡았다 놓았다 하기를 1회로 하여 같은 동작을 30회 반복한다.

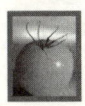 ## 부추와 개고기는 정력 식품이다

 음양론으로 구분하면 남자는 양이니 남자의 힘을 양기라 한다. 양기가 떨어지면 남자로서의 구실도 약해진다. 이런 경우를 양기가 허하다 하여 양허라 하는데, 온열성 보양식

품을 섭취하면 양기를 보충할 수 있다.

양기를 보충할 수 있는 식품을 보통 정력 식품이라고 하는데, 대표적인 식품이 부추와 개고기이다. 이 식품들은 오래 전부터 보양식으로 많은 사람들이 애용하던 식품으로 지금도 여전히 훌륭한 가치를 인정받고 있다.

오자는 정력을 증진시키는 기능성 한방 재료이다

오자(五子)란 자로 끝나는 다섯 가지 한방 재료를 가리킨다. 자(子)란 씨앗을 뜻하는데, 씨앗은 후대를 잉태하고 길러내야 하는 막중한 임무를 지녔기 때문에 내부에 그에 필요한 많은 유용한 물질을 함유하고 있다. 오자에는 항스트레스 효과가 있는 오미자, 성적 흥분조절 작용이 있는 토사자, 성호르몬 역할을 하는 사상자 · 복분자, 면역증진 기능이 있는 구기자 등이 있다. 여기에 혈류를 개선해주는 당귀 · 천궁, 성호르몬 작용을 하는 녹용, 항노화 면역증진 작용이 있는 홍삼과 황기를 가하면 건강 기능을 조정하면서 정력을 증진시킬 수 있는 안전하고 훌륭한 정력제가 된다.

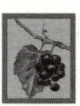 ## 정력의 불길은 특급 소방수가 잡는다

좀 부러운 얘기로 들릴 지 모르지만, 정력이 넘쳐 주체 못 하는 사람도 있다. 드문 경우이기는 하지만, 어느 여자 분이 자기 남편의 정력이 너무 강해 걱정이라는 것이었다. 혹시 무슨 병은 아닐까? 바람나지는 않을까? 이렇게 쓰다 보면 금방 고갈되는 것은 아닐까? 별생각이 다 든다는 것이었다.

이런 경우는 양기가 넘치는 양성 체질자 중에 나타날 수 있으며, 신체의 생리기능이 비정상적으로 항진되어 있는 상태로 볼 수 있다. 지금 당장에야 큰 문제가 없겠지만 음양의 균형을 맞춰주는 것이 장기적인 건강을 생각하면 유리하다.

이런 사람들은 양기가 넘치므로 매운 음식과 육류의 섭취를 줄이고 평소 야채와 물을 많이 먹게 한다. 또한 보양 작용이 강한 부추, 개고기, 인삼, 녹용 먹는 것을 삼간다. 양기 발산을 위해 틈만 나면 강도 높은 운동을 하는 것도 좋다. 이래도 불이 조정되지 않으면 특급 소방수를 동원하여 불길을 잡아야 한다. 한약 재료인 황련, 황금, 황백이 소방수 역할을 한다.

황련 3g, 황금 10g, 황백 10g을 물에 끓여 하루 이틀 분량으로 먹으면 도움이 된다.

생리기간중의 성생활은 불임의 원인이 될 수도 있다

생리기간중의 성생활은 음부 감염을 일으킬 수 있으며, 정자에 대한 항체를 만들어 정자를 무력화시켜 불임의 원인이 될 수도 있다. 또한 임신 후 3개월, 출산 전 3개월, 출산 후 몸을 회복하는 100일, 포유기에는 산모와 유아를 위해 성생활을 절제한다.

자연계의 기후에 격렬한 변화가 있어 사람의 조절능력을 벗어났을 때는 성생활을 금한다. 현대 임상결과에 의하면 영유아의 선천성 질환은 임신 전 생활환경이나 임신기 감염 및 과도한 발열과 관계가 있는 것으로 나타나 자연계의 이상변화와 밀접한 관계가 있음을 보여 주고 있다.

약간의 술은 성욕을 촉진하는 효과가 있지만, 지나친 음주는 알코올이 정자와 난자를 상해할 수 있어 기형아를 출산하는 원인이 될 수도 있다.

잠을 자며 신체기능을 회복한다

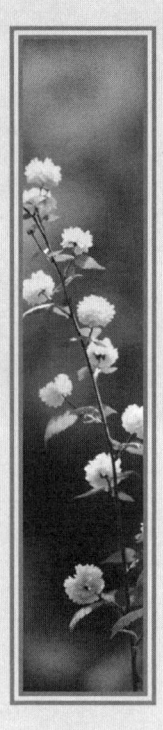

인간은 인생의 1/3을 잠으로 보내므로 수면에 대한 양생은 중요하다. 수면양생은 우주와 인체의 음양 변화에 근거하여 각종 합리적인 수면방법과 조치를 통하여 수면의 질을 높이고 피로를 회복하며, 정신을 맑게 하여 건강 장수의 목적을 달성하는 것이다.

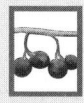 수면은 피로회복제이다

잠은 인체의 피로를 풀어주는 주요한 방식이다. 수면중에는 체온, 심박수, 혈압이 떨어지고, 호흡 및 내분비가 줄어 인체의 대사율을 감소시켜 체력을 회복하게 된다. 수면의 효과는 다음과 같은 것이 있다.

- 수면은 머리를 맑게 하여 뇌의 효율을 높인다.
- 수면중에는 여러 항체가 생성되어 인체의 저항력을 높이며 각 조직기관의 기능 회복이 빨라진다.
- 수면상태에서 아동의 성장발육이 촉진된다. 이는 파동이 비교적 적은 서파수면기에 혈장 성장호르몬의 농도가 수 시간 동안 비교적 높게 유지됨으로써 가능하다.
- 수면중 피부표면의 분비와 노폐물제거 기능이 강화되고, 모세혈관순환이 촉진되어 피부재생이 빨라져 피부미용에 잠이 중요하다.

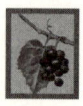 ## 남자보다 여자가 잠이 많다

　수면시간은 연령, 성별, 체질, 성격, 환경요인 등에 따라 다르다. 일반적으로 아동기는 잠이 많은데, 이는 성장발육에 필요하기 때문이다. 또한 남자보다는 여자가 잠이 많은데, 이것은 성호르몬의 분비와 관련이 있는 것으로 보인다. 체질적으로는 몸이 마르고 변비가 있거나, 입에서 쓴맛이 나고 가슴이 답답하며, 몸에 열이 있기 쉬운 양성형(陽盛型) 또는 음허형(陰虛型) 체질이 잠이 비교적 적고 몸이 뚱뚱하거나 어혈이 있는 체질이 잠이 많다. 성격상으로는 내성적이고 사유형인 사람이 잠이 많다.

　계절적으로는 봄과 여름에는 늦게 자고 일찍 일어나는 것이 좋으며 수면시간은 5~7시간이 적당하고, 가을에는 일찍 자고 일찍 일어나며 수면시간은 7~8시간이 적당하다. 또한 겨울에는 일찍 자고 늦게 일어나는 것이 좋으며 수면시간은 8~9시간이 적당하다.

　지나치게 잠을 많이 자면 대뇌피층을 억제하여 뇌에 산소 부족 상태를 일으키므로 계절의 변화에 따라 수면시간을 조절하는 것이 중요하다.

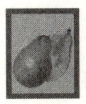 적당한 낮잠은 중풍에 걸릴 위험을 줄여준다

밤에 잠을 자는 것 외에도 중국에서는 낮잠을 자는 것이 일반화되어 있다. 생리적으로 인체의 각 기관은 밤 12시에서 새벽 4시 사이에 기능이 최저이고, 낮 12시에서 오후 1시 사이에 인체의 교감신경이 최고로 피로한 시간으로 나타나 낮잠을 자는 것이 양생에 좋은 것으로 나타났다. 특히 낮잠을 자는 것은 노인들에게 심혈관계 질병과 중풍 발병률을 낮춰준다.

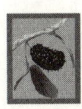 렘수면이 수면의 질을 결정한다

날이 어두워지기 시작하면 생체시계는 멜라토닌의 분비를 증가시켜 수면을 유도한다. 수면은 뇌파의 양상에 따라 파동의 빈도가 적은 서파수면과 파동의 빈도가 많은 렘(REM)수면으로 나누어진다. 일단 잠이 들기 시작하면서 약 90분 동안은 서파수면상태이고, 이어서 15~30분은 렘수면으로 수면과정은 양종상태가 교차 진행되며 한 번의 교차를 수면주기라 한다. 하룻밤 동안 수면주기는 4~5번 반복된다. 일반적으로 눈동자의 움직임이 빨라지고(Rapid Eye Movement) 뇌파의 빈도가 많아지는 렘수면이 수면의 질을 결정한다고 알려져 있다. 렘수면기에는 체온조절능력이 상실되고 호흡이 불규칙해지며, 심박 불규칙, 꿈과 음경의 반복적 발기가 나타난다. 이러한 현상은 신체기능회복과 밀접한 관계가 있는 것으로 알려져 있다. 렘수면의 비율은 신생아가 50%, 영아가 40%, 아동이 18.5~25%, 청소년이 20%, 성년이 18.9~22%, 노인이 13.8~15% 정도이다.

숙면을 취하면 몸이 가볍고 정신이 맑아진다

잠은 자는 양에 못지 않게 질이 중요하다. 잠자는 시간이 적더라도 숙면을 취하면 아침에 눈을 떴을 때 몸이 가볍고 정신이 맑다.

양질의 수면이란 다음과 같은 경우에 해당한다.

● 누워서 5~15분 안에 수면상태로 진입한다.

- 수면중 호흡이 고르고, 코를 골지 않으며 쉽게 놀라서 깨어나지 않는다.
- 꿈을 적게 꾸고 꿈속에서 놀라는 현상이 없다.
- 아침에 눈을 떴을 때 몸이 가볍고 정신이 맑다.
- 낮에도 머리가 맑고 피곤하지 않으며 작업효율이 높다.

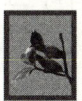 ## 머리를 동쪽으로 하고 자라

잠을 잘 때 방위와 자세는 건강과 밀접한 관계를 가지고 있다. 예로부터 양생가들은 머리를 동쪽으로 하고 잠을 자라고 했다. 왜냐하면 머리는 신체의 가장 위쪽에 위치하여 양기가 모이는 곳으로 기혈이 상승하는 경향을 가지고 있으며, 동쪽은 음양오행으로 볼 때

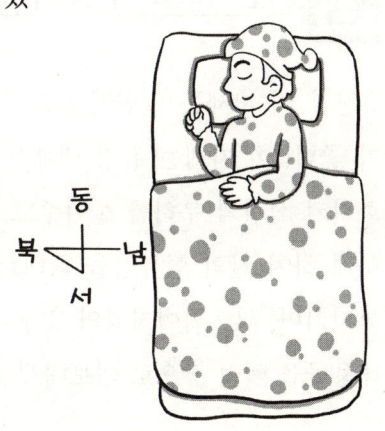

봄에 속하며, 또한 만물의 기가 상승하는 특징과 부합하기 때문이다.

실제 임상조사에 따르면 머리를 북쪽에 두고 자는 사람의 중풍 발병률과 관상동맥경화증 유발이 그렇지 않은 사람에 비해 높은 것으로 나타났다.

이는 지구 자기장과 인체의 자기장과의 상관관계 때문에 그런 것으로 추측되지만 좀더 많은 연구가 진행되어야 그 관계가 밝혀질 것으로 본다.

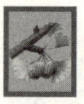 오른쪽으로 누워 자라

잠잘 때 자세는 일반적으로 오른쪽으로 누워 자는 자세가 좋다. 이 자세는 흉강 내에서 심장이 받는 압력을 최소화시켜 심장의 부하를 줄여주고, 간이 제일 아래쪽에 위치하게 하여 간의 혈류량을 최대화하여 각종 대사활동을 강화시키며, 위·십이지장의 출구를 아래쪽에 위치시켜 위장 내용물을 빨리 장으로 내보내게 한다.

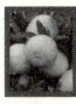 임산부는 왼쪽으로 누워 자라

 임산부는 왼쪽으로 누워 자는 자세가 좋다. 임신 중·후기에는 임산부 가운데 80%가 자궁이 오른쪽으로 돌아간 경사상태가 된다. 따라서 오른쪽으로 누워 자면 수뇨관을 압박하여 신우염을 일으킬 수 있으며, 복부 하강정맥을 압박하여 혈류에 영향을 주어 태아 발육에 불리하다.
 영유아는 머리 발육이 완전하지 못하므로 1~2시간마다 돌아 눕혀주는 것이 좋다.

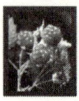 베개의 높이는 9cm가 적당하다

 침구 중 베개가 가장 중요한데, 베개 속은 탄력성 있는 재질이 좋으며 높이는 9cm, 길이는 50~60cm, 너비는 20cm 정도가 적당하다. 베개가 너무 높으면 머리의 혈액순환을 방해하여 뇌에 산소가 결핍되며, 코를 골거나 목이 뻐근한 증세를 유발하기 쉽다. 이와 반대로 베개의 높이가 너무 낮으면 머리에 혈액이 과도하게 충혈되어 안면부에 부종기가 나타난다. 일반적으로 고혈압·경추병 및 척추에 병이 있는 사람은 높은 베개를 삼가고, 폐병·심장병·해소천식이 있는 사람은 낮은 베개를 삼가는 것이 건강에 좋다. 베개 너비가 너무 넓으면 목과 머리 부위의 관절과 근육이 과도한 긴장상태를 유발하여 건강에 나쁘다.

기능성 베개로 건강을 증진한다

 요즈음 건강을 고려한 기능성 베개가 인기를 끌고 있다. 황토베개, 국화베개에 숯베개까지 나왔다. 예로부터 베개 속에 기능성 약재를 넣어 만든 베개를 약침(藥枕)이라 하여 질병 예방에 응용하였다. 베개 속으로 휘발성 약재, 꽃, 잎, 종자 등을 사용하여 질병의 예방과 치료에 응용할 수 있다. 예를 들면, 소아에게는 베개 속으로 수수를 사용하면 두부 발육에 유리하고, 노인에게는 약 성질이 온화한 국화를, 몸이 마르고 열이 있는 음허 체질에는 녹두 또는 검은콩을, 혈압이 높고 열이 많은 체질은 하고초를, 귀가 잘 안 들릴 때는 자석을, 눈이 안 좋을 때는 국화 또는 차엽과 결명자를, 신경쇠약자나 심장병 환자는 호박(琥珀)이나 백자인을 베개 속으로 넣어 사용하면 좋다. 이 밖에도 다양한 증상이나 대상에 응용이 가능하여 기능성 베개는 건강 장수를 위한 좋은 보건용품이 될 수 있다.

베개 속은 1~3개월에 한 번씩 교환해준다.

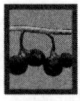 긴장을 풀어야 잠을 잘 수 있다

몸과 마음이 긴장되어 있으면 잠이 오지 않는다. 잠자리에 들기 전에 전신의 긴장을 풀고 자신감을 갖고 자기에게 다음과 같이 말한다. "오늘 저녁 나는 반드시 잠을 잘 수 있다." 잠자리에 들어서는 다음과 같이 묵념을 한다. "머리가 무겁다, 나는 피로하다, 어깨에 힘이 없고 밑으로 가라앉는다, 나는 굉장히 노곤하다, 팔에 힘이 없고 밑으로 가라앉는다, 나는 오늘 일을 완수하였다, 다리에 힘이 없고 밑으로 가라앉는다, 나는 잠이 들려고 한다." 장기간 이와 같은 자기훈련을 하면 양호한 조건반사가 형성되어 자리에 눕자마자 잠들 수 있다.

잠자리에 누운 자세로 방송공을 행하는 것도 도움이 된다. 호흡을 조절하고 온몸의 긴장을 풀며 잡념을 없애면 수면에 도움이 된다.

 적당한 운동도 수면을 돕는다

일반적으로 잠자기 2시간 전쯤, 몸에 약간의 땀이 날 정도로 운동하는 것이 좋다. 운동은 체질을 개선하고 심폐기능을 강화시켜 대뇌에 혈류를 증가시킬 뿐만 아니라 자율신경의 안정성을 증가시켜 불면을 방지하는데 양호한 작용을 한다.

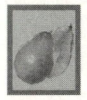 멜라토닌 분비를 촉진하는 음식이
수면을 돕는다

날이 어두워지면 우리 몸에서는 수면 호르몬인 멜라토닌의 분비가 증가한다. 잠자기 전에 꿀, 용안육, 우유, 대추 등의 음식을 적당히 섭취하면 멜라토닌 분비를 더욱 증가시켜 수면에 도움이 된다.

잘못 알기 쉬운 장수 상식

색깔이 진하다고 효과 좋은 보약이 아니다

한약은 전통적으로 탕약의 형태로 먹는 것에 익숙해져 있다. 그러나 탕 속에 얼마만한 약 성분이 녹아 있는지는 객관적으로 측정할 수가 없다. 그러다보니 색깔이 검을수록 약효가 많을 것으로 생각한다. 한약재에서 검은 색을 주도하는 것은 숙지황이다. 또한 약재 중의 당 성분과 아미노산 성분이 끓이는 과정 중에 반응하여 갈색물질을 형성한다. 물론 온도가 높을수록, 시간이 길수록 갈색이 진해진다. 색깔이 진하다고 효과 좋은 보약이 아니다.

잘못 알기 쉬운 장수 상식

한약 증류액은 약효가 없다

한약과 관련된 것들은 전통적으로 개별적인 특성이 강하다. 구태여 객관적인 검증을 받을 필요가 없기 때문에 더욱 그렇다. 그러다보니 수없이 많은 자기만의 명방과 비법이 난무한다.

우리가 약재에 물을 붓고 끓이는 것은 약재 속의 유효성분을 물 속으로 끌어내기 위한 수단이다. 물에 녹아 있는 유효성분을 농축하기 위해서는 물을 수증기화하여 날려 보내야 하는데, 실험실에서 이러한 작업을 해내는 기계를 농축기라 한다.

몇 년 전부터 이런 농축과정 중에 생긴 수증기를 모아 한약 증류액이라 하여 비싼 가격으로 소비자에게 팔리고 있다 한다. 물론 증류액 속에는 휘발성이 강한 일부 성분이 있을 수 있지만 대부분이 물이다. 유효한 성분은 농축액에 남아 있다. 더욱이 최근에는 이런 기계를 만들어 전국 체인점을 모집한다는 광고를 보았다. 아무리 검증을 요구하지 않는다 해도 좀 심한 것 같다.

목욕으로 피로를 풀어준다

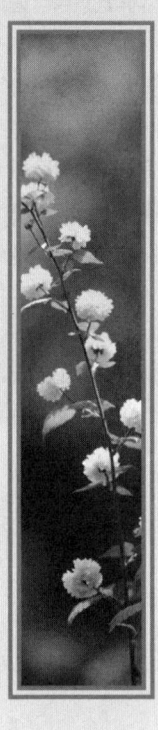

목(沐)은 머리를 감는 것이고 욕(浴)은 몸을 닦는 것으로 이 둘을 합해 목욕이라 한다. 목욕보건은 물, 일광, 공기, 진흙 등 유형 또는 무형의 천연 물리요소를 이용한 목욕단련을 통하여 병을 예방하고 건강을 유지하는 것이다.

냉수욕은 혈관체조이다

 수온 25℃ 이하의 물로 목욕하는 것을 냉수욕이라 한다. 냉수가 피부에 닿으면, 외부 모세혈관이 수축하여 혈액이 내부로 이동하여 피부가 하얗게 된다. 잠시 후 신경반사에 따라 외부 혈관이 확장되고, 내장의 혈액이 체표혈관으로 이동하여 피부가 붉어진다. 곧바로 외부 혈관이 수축하여 피부가 창백해지고 떨리는 계피(鷄皮)현상이 나타난다. 냉수욕은 계피현상이 나타나기 전에 끝내야 한다. 이렇듯 냉수욕은 혈관을 수축 및 확장시키므로 일명 혈관체조라고 한다. 냉수욕은 체질을 증강시켜 질병을 예방하며 다음과 같은 여러 가지 양호한 작용을 한다.

- 심혈관계통 기능을 증강시켜주고 동맥경화를 방지한다.
- 중추신경계통의 기능을 증강시킨다.
- 호흡기관의 기능을 증강시키고 내한능력을 키워준다.
- 소화기관의 기능을 증강시킨다.
- 피부를 아름답고 강하게 한다.

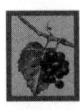 ## 열수욕으로 피로를 풀 수 있다

 수온이 38℃ 이상일 때 하는 목욕을 열수욕이라 한다. 열수는 인체를 자극시킨다. 온탕에 들어가면 혈압이 상승하고 심장박동이 빨라지며, 교감신경이 흥분하여 사람에게 활동욕구를 일으킨다. 또한 수압과 물의 기계적인 안마작용으로 신경계통의 흥분성을 개선 조절하고 체표혈관을 확장시키며 혈액순환을 가속화시킨다. 이 밖에도 신진대사를 촉진하여 대사산물의 배출을 좋게 하며 근육을 풀어주어 경련을 줄여준다.

 식사 전후 30분 이내에는 목욕하는 것을 피한다. 식후 바로 목욕을 하면 혈액이 체표로 몰려 소화도에 혈액 공급이 줄어들고 위산분비가 줄어들어 소화능력을 감퇴시킨다. 배가 고플 때는 저혈당증이 일어날 수 있으므로 주의한다.

 비누는 조금만 사용하여 피부지방층의 보호 작용을 유지하도록 한다.

 특히 노인의 경우 피부지방선이 위축되어 알칼리성이 강한 비누를 사용하면 피부가 더욱 건조해지고 피부의 보호 작용이 감소하여 세균이 자생할 수 있다.

 목욕 도중 머리가 어지럽고 몸이 불편하면 바로 나와 신선한 공기를 마시고 휴식을 취하는 것이 좋으며, 허약자는 목욕 전에 물을 한잔 마셔 과도한 땀의 배출을 방지한다.

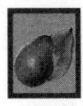 **고혈압 환자는 사우나를 삼간다**

증기욕은 특수 구조의 방안에 포화된 가열 증기 속에서 목욕하는 것이다. 핀란드, 로마에서는 욕실 온도 80~110℃, 상대습도 20~40%의 건열증기욕을 행하며, 러시아·일본 등에서는 욕실 온도 40~50℃, 상대습도 100%의 습열증기욕을 한다. 우리나라의 경우 대부분 목욕탕에 열수욕과 건열증기식 사우나실을 갖추고 있다. 증기욕은 신진대사와 혈액순환을 촉진하여 호흡기능과 심혈관계통의 기능을 개선하며, 피로 회복과 손상조직 회복을 촉진한다. 또한 신경계통 기능을 조절하는 기능이 있다. 증기욕은 한 번에 7~15분 한 후 밖으로 나와 10분간 휴식하는 과정을 2~5차례 반복한다.

고혈압, 중증동맥경화, 당뇨병성 산중독 합병증, 갑상선 기능 항진, 알코올중독, 악성종양, 신부전증, 출혈증 등이 있는 사람은 사우나를 해서는 안 된다.

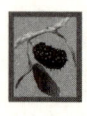 ## 광천욕은 면역기능을 촉진시킨다

광천은 인체에 특이성 작용과 비특이성 작용을 하는데, 비특이성 작용은 광천수 및 수온이 인체에 미치는 영향으로 광천의 물리작용이다.

따뜻한 광천수는 모세혈관을 확장시키고 혈액순환을 촉진하며, 물의 부력과 압력은 몸에 안마작용, 종기를 아물게 하는 작용, 통증을 없애는 작용 등을 한다. 특이성 작용은 광천수의 화학성분이 인체에 미치는 영향으로 유황온천은 흥분작용을 하고 탄산온천은 소화계통 질병에 유효하며, 염소이온은 조혈계통과 난포세포의 발육을 촉진하고 혈중 지방을 강하시킨다.

칼슘이온은 심혈관기능을 강화하고 신경세포와 내분비선의 활동을 조절한다. 마그네슘은 진정작용을 하고, 나트륨은 근육수축에 중요한 작용을 한다. 최근의 연구에 따르면 광천욕은 면역기능을 촉진시켜 건강 장수에 유익한 작용을 한다고 한다.

약욕으로 백옥 같은 피부를 유지한다

  약욕(藥浴)은 수온이 인체에 미치는 영향 이외에 약물성분이 체표와 호흡기 점막을 통해 체내로 흡수되어 여러 가지 약리작용을 나타낸다.
  약욕의 방법은 침욕, 훈증 등 다양하나 보건양생에서 제일 많이 사용하는 방법은 침욕(浸浴)이다. 침욕은 분쇄한 약재를 면포에 넣고 목욕물에 30분간 담가 우려낸 후 사용한다. 침욕은 하루 한 번, 20분간 한다.
  침욕의 예로 호부미용방(護膚美容方)이 있다. 녹두·백합·빙편을 각각 10g, 활석·백부자·백지·백단향·송향을 각각 30g씩 분말로 만들어 물에 담가 우려낸 물로 목욕을 하면 얼굴과 기타 부위의 살결이 부드럽고 희어진다.

 ## 해수욕과 머드의 미용 효과

  진흙인 머드가 미용작용이 있다 하여 화장품으로도 인기가 좋다. 서해안에는 갯벌이 많아 해수욕과 함께 진흙욕을 함께 즐길 수 있다. 해수 중 염류가 피부를 통하여 말초신경을 자극하여 모세혈관을 자극하고 피부 혈액순환과 신진대사 과정에 양호한 작용을 한다. 이 밖에도 진흙 속의 각종 염류가 피부살균, 소독작용을 하고 각종 유기물, 콜로이드물질이 이온 상태로 피부를 통해 체내로 흡수되어 약리작용을 나타낸다. 또한 진흙과 피부가 마찰작용을 하며, 특히 일광하에서 온열작용과 안마작용이 분명하여 혈액순환을 촉진하고 신진대사와 조직세포에 영양을 개선한다.

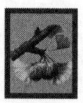 **태양은 인체의 종합 치료제이다**

인간은 태양의 아들이다. 태양에 의해 우리가 존재하고 있다고 해도 과언이 아니다. 우리가 일상적으로 먹는 음식물도 태양을 통한 광합성에 의해 만들어지고, 뼈의 성장 발육을 돕는 비타민 D도 태양에 의해 만들어진다.

태양광은 1%의 자외선, 40%의 가시광선 및 59%의 적외선으로 구성되어 있다. 일광욕은 공기욕과 동시에 자외선, 가시광선, 적외선에 의한 생리효과이다. 자외선은 살균·소염·진통·구루병 및 피부병 예방과 치료, 조직재생 촉진, 면역 증강작용을 한다. 적외선은 주로 온열작용으로 피부온도 상승, 혈관 확장, 대사 증강 등의 작용을 한다.

　가시광선은 시각과 피부 감각기를 통해 중추신경에 작용하고, 다시 반사를 통하여 각 조직기관의 기능을 조절한다. 홍색광은 흥분, 녹색광은 진정, 분홍색광은 혈압강하, 보라색광은 억제작용을 가지고 있다.

　일광욕 시간은 여름철에는 오전 8~10시 및 오후 3~5시가 적당하고, 기타 계절에는 오전 9시~낮 12시가 좋다. 일광욕을 하는 시간은 15분 정도가 적당하다.

일광욕은 15분 정도가 좋다.

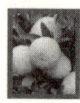 삼림 중의 음이온이 폐기능을 좋게 한다

공기 중에는 산소, 탄소가스, 질소, 수소 등 눈에 보이지 않는 미립자나 분자들이 떠돌아다니고 있다.

이들 각각이 양이온이나 음이온의 형태로 존재하는데, 공기이온은 기상조건에 따라 변한다. 불연속선, 한랭전선, 저기압이 통과할 때는 양이온이 증가하고, 이것이 호흡기나 피부로 흡수되어 음이온이 감소하고 양이온이 증가하는 현상이 나타난다.

현대 사회에서는 배기가스나 공장의 매연, 담배연기, 기계로부터 발생하는 전자파 등도 양이온이다.

음이온은 고원이나 삼림, 폭포와 같이 공기가 깨끗하고 몸에 좋은 환경에 많이 존재한다. 습도가 낮고 온도가 쾌적하며, 청정한 공기 중에는 음이온이 많다. 음이온이 많아지면 뇌의 α파의 활동이 증가되어 긴장을 완화시켜주어 편두통이 예방된다.

삼림 중의 많은 나무들은 강력한 살균작용을 하는 피톤치드(Phytoncide)라는 방향성 물질을 발산하여 공기 중의 병균을 없애는 작용을 한다. 또한 삼림 중에 발산되는 방향성 물질, 신선한 공기 외에 풍부한 음이온 등은 폐기능을 증강하고, 심장근육의 영양을 개선하며, 신진대사를 촉진하는 작용이 있다. 삼림 중에는 녹음과 아름다운 경치, 새소리, 꽃향기 등이 사람을 기쁘고 편안하게 만들어 인체의 긴장을 해소하는 기능이 있다.

오락과 여가 활동으로 건강을 증진한다

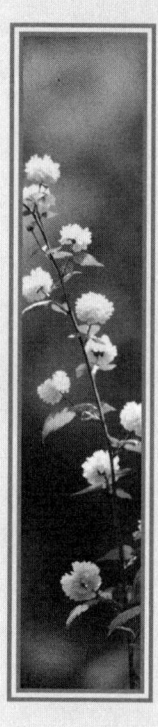

오락양생이란 유쾌하고 활기찬 오락 활동을 통하여 정서순화, 심신배양, 지혜증진, 근육과 관절운동, 혈액순환촉진, 신체단련, 체질증강 등의 효과를 얻어 건강 장수의 목적을 달성하는 양생방법이다.

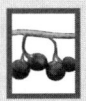 음악은 인체 기관과 공명현상을 통하여 효과를 나타낸다

　음악요법은 음악 감상을 통하여 심신의 건강을 촉진하는 방법이다. 음악의 작용은 주로 곡조의 박자·선율·강약 및 화음 등을 통하여 나타나는데, 그 중 박자와 선율이 주요한 역할을 한다. 음악의 심리적 효과는 음악이 감각신경을 통해 대뇌피층, 시상하부, 변연계통, 내분비계통에 영향을 끼쳐 정서를 조절함으로써 나타난다.

　음악의 물리적 효과는 박자·빈도·강약 등과 같은 음악의 물리적 요인이 인체 기관과 공명현상을 통하여 나타나는데, 물리적 효과는 인체의 잠재능력을 개발·촉진하는 능력을 가지고 있다. 음악을 이용한 치료는 우선 환자의 기호에 맞춰 곡을 선곡하고 음악의 내용을 환자에게 소개한 후 적합한 환경에서 60데시벨 이하로 들려준다. 한 달을 치료 과정으로 하여 하루에 2~3차례 들려주고, 1회에 30~90분씩 들려준다.

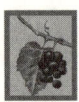 **음악을 들으며 정서를 조절한다**

푸른 도나우 강(요한 스트라우스), 바이올린협주곡 D장조 제1악장(베토벤), 전원교향곡 제1, 2악장(베토벤), 소야곡(슈베르트), 보리수(슈베르트), 노래의 날개 위에(멘델스존), 춘희 서곡(베르디), 카르멘 조곡(비제), 백조의 호수 조곡(차이코프스키). 이 곡들은 박자가 명쾌하고 선율이 유창하며, 사람을 기쁘게 하여 듣는 사람에게 활력을 불어넣는 느낌의 음악이다. 이런 부류의 음악은 가슴이 답답하거나 기분이 가라앉아 아무 일도 하고 싶은 마음이 없을 때 유용하다. 또한 우울증을 해소하는 효과가 있다.

G선상의 아리아(바흐), 월광곡(베토벤), 비창교향곡 제2악장(차이코프스키), 바이올린협주곡 D장조 제2악장(베토벤), 자장가(슈베르트), 아베마리아(슈베르트), 즉흥환상곡(슈베르트), 명상곡(마스네) 등은 박자가 완만하고 선율이 부드러우며, 곡조가 낮고 우아하여 듣는 사람의 마음을 가라앉히고 진정시키는 작용이 있는 음악으로서 정서 불안에 유용하다.

에그먼트서곡(베토벤), 월광곡 제3악장(베토벤), 비창교향곡 제3악장(차이코프스키), 운명교향곡 제1, 4악장(베토벤),

합창교향곡 제4악장(베토벤), 군대행진곡(슈베르트), 카르멘 서곡(비제), 헝가리 광시곡(리스트), 숲 속의 잠자는 공주(차이코프스키), 피아노협주곡 1번 제1, 3악장(차이코프스키) 등은 박자가 선명하고 힘이 있으며, 선율은 높고 격앙되며, 곡조는 웅장하거나 비장하다. 정서를 격앙시키고 담력을 키워주며, 용기를 북돋우는 데 효과가 있다.

영웅교향곡 제2악장(베토벤), 전원교향곡 제2악장(베토벤), 비창교향곡 제4악장(차이코프스키), 비가(마스네) 등은 박자가 완만하고 선율이 낮으며, 곡조는 처량하다. 격노하였거나 광증 등과 같이 정서가 과도하게 흥분된 증상에 유효하며, 노여움을 억제하는 데 효과가 있다.

물론 우리의 국악도 이런 체계로 분류하여 정서 조절에 응용할 수 있다.

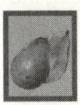 노래를 부르면 폐가 좋아진다

우리 민족은 가무를 좋아하는 민족이다. 최근 들어 노래방 문화가 정착되어 노래를 직접 부르면서 일상생활에서 쌓였던 스트레스를 해소할 수 있어 건강에도 도움이 되고 있다. 노래 부르기는 마음을 가다듬고 호흡을 고르게 하며 몸가짐을 가지런히 한 후 의식을 단전에 두고 하기 때문에 예로부터 노래 부르기는 기공수련과 비슷하다고 하였다. 노래 부르기를 통해 정서 불안을 해소할 수 있으며, 기관지 천식·인후병 등에 응용하면 호흡기 소통, 가래 배출, 복식호흡 등을 도우며 호흡효율을 높일 수 있다.

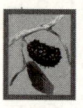 **몸을 흔들어 나쁜 감정들을 떨쳐버려라**

춤은 정서 및 운동 기능을 개선하는 작용을 가지고 있다. 따라서 우울, 번뇌, 지능 부족, 치매, 신경쇠약에 응용할 수 있다. 이 경우 형식에 구애받지 말고 몸을 흔들어 나쁜 감정들을 떨쳐버리는 느낌을 갖도록 한다. 무도활동은 근육과 관절을 움직여 순환을 촉진시키므로 중풍후유증, 근육위축증, 관절통, 근육통회복기, 비만증, 골다공증 등에도 응용을 할 수 있다.

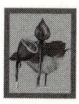 **서화활동은 마음을 열어주는 기능이 있다**

서화요법은 서화를 감상하거나 직접 서화활동에 참여하여 심신 건강을 증진하는 방법이다. 서화전에는 잡념을 없애고 호흡을 조절한 후 손가락, 팔목, 팔, 허리에 기를 모아 붓끝에 온힘을 기울여 움직인다. 이와 같이 서화활동을 하는 것은 기공이나 태극권을 단련하는 것과 원리가 동일하다. 서화활동은 취미의 성격이 강한 활동으로 심신을 도야할 수 있고, 우울증을 풀어주어 마음을 열어주는 기능이 있어 억울·분노·정서 불안을 해소시켜 준다. 또한 서화활동은 몸을 움직이기 때문에 운동기능을 개선시킬 수 있으므로 중풍후유증, 근육위축증, 관절통, 근육통 등에도 응용을 할 수 있다.

 **열고는 해롭다.
스톱을 통해 긴장을 이완시켜라**

장기, 바둑 및 화투는 변화가 다양하고 흥미가 무궁하다. 놀이를 할 때에는 정신을 집중하여 잡념을 없애주며, 때때

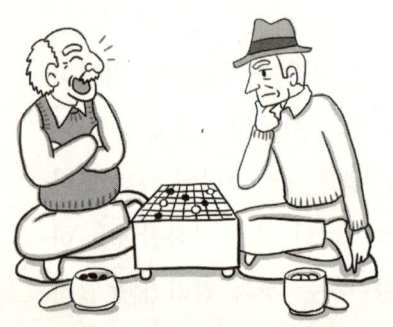
로 긴장과 이완을 반복하여 지능의 개발은 물론 심신을 단련시켜 건강 장수하게 해주는 오락활동이다.

장기, 바둑 및 화투는 유익한 오락 활동이지만 도에 지나치게 침식을 잊고 즐기면 오히려 건강에 해롭다. 따라서 반드시 다음 주의 사항을 준수해야 양생효과를 거둘 수 있다.

식사 후 바로 놀이하는 것을 삼간다. 식후 바로 놀이를 하면 대뇌가 긴장하여 소화도로 가야 할 혈액이 뇌로 몰려 소화기능이 떨어져 소화불량과 위장병이 생긴다.

또한 장시간 동안의 놀이는 삼간다. 너무 오랫동안 앉아 있으면 다리의 혈액순환이 제대로 되지 않아 마비증상과 통증이 나타나므로 중간에 적절하게 활동을 한다. 일반적으로 2시간 이상 하는 것은 좋지 않다. 요즈음에는 컴퓨터나 핸드폰을 이용하여 즐길 수 있는 놀이도 많으나 장시간 동안 계속할 경우 시력 저하의 원인이 될 뿐만 아니라 어깨나 팔의 통증을 가져올 수 있다. 가끔씩 팔을 쭉 펴서 스트레칭을 하여 몸을 풀어주고 목운동을 하며 시선을 먼 곳을 향하면 건강에 도움이 된다.

놀이를 하면서 정서적으로 흥분을 해서는 몸에 해롭다. 과도한 긴장과 격동은 인체에 해롭다. 특히 노인의 경우 종종 중풍에 걸리므로 놀이를 즐긴다는 원래의 목적을 달성할 수 있도록 심리적 평형을 잃지 않는 것이 중요하다.

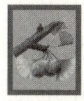 페로몬과 향수

곤충들은 자기의 상대방에게 관심을 끌기 위해 특유의 향을 분비한다. 이를 페로몬이라고 하는데, 페로몬은 일종의 성호르몬이다. 그런데 과학자들은 무심하게도 이러한 페로몬의 성질을 이용하여 해충제를 만들었다. 페로몬으로 곤충들을 유인하여 죽이는 것이다. 요즈음에는 화장품회사에서 상대방에게 성적인 매력을 이끌어 내기 위해 페로몬 향수를 개발하여 남녀 필수품이라고 광고한다. 여자든 남자든 스쳐 지나가기만 하면 냄새를 풍긴다. 자기도 모르게 자신만의 향으로 이성을 유혹하기 위한 것이다. 은은한 향은 기분을 상쾌하게 만들어주지만, 값싸고 진한 향은 코를 자극하여 알레르기성 비염을 유발시킬 수 있다.

자연의 향과 환경은 우리의 몸과 마음을 편안하게 해준다

　요즈음에는 남자들도 화장품이나 향수를 사용하는 사람이 늘면서 어디를 가나 인공향이 넘쳐난다. 사무실이나 주택의 인테리어에서도 특유의 인공향이 난다. 밖에 나가면 매연에 이름 모를 냄새까지 뒤섞여 이 냄새들이 우리의 후각기관을 교란시켜 알레르기성 비염을 유발시킬 수 있다.
　일전에 비염증세가 심한 사람이 "시골 처갓집에만 가면 증세가 완화되고 마음도 편안해진다."고 하는 소리를 들었다. 이렇듯 자연의 향과 환경은 우리의 몸과 마음을 편안하게 해준다. 최근에는 식물 향을 추출하여 치료나 미용에 응용하는 아로마테라피가 유행하고 있다. 그러나 사람의 손이 간 것은 편리함은 있으나 효과적인 측면에서 자연에 비할 수는 없을 것이다.

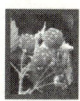 ## 기능성 화분으로 기분을 바꿀 수 있다

예로부터 신선한 꽃의 색, 형태, 향기 등을 통하여 정서에 영향을 미쳐 우울증을 해소하고 신경을 안정시켜 몸과 마음의 건강을 촉진하는 것을 향화요법이라 한다.

예를 들면, 목단·작약의 색은 사람을 적극적으로 행동하게 만들며, 자스민·정향의 향기는 사람을 침착하고 냉정하게 하며, 봉선화는 꽃 자체가 우아하여 사람의 정신을 맑게 하며, 겨울에 피는 국화·난초는 정절의 상징으로 사람을 강건하고 용감하게 만든다.

주변 여건이나 상황에 따라 다른 향화 처방을 선택한다. 실내에 많은 화분을 배치하여 이용하든지 정원에 꽃밭을 가꾸어 꽃을 감상하며 산보를 하는 등의 방법을 통해 향화요법의 효과를 기대한다.

우울하거나 걱정이 많은 사람은 울금화, 목단화, 작약화, 레몬화, 매화, 목련화, 능소화 등을 이용한다. 가슴이 답답하고 쉽게 화를 내거나 심신이 불안한 사람은 수선화, 자스민, 백합, 연꽃 등을 이용한다. 의지가 박약하고 의심이 많은 사람, 감정이 여린 사람은 국화, 매화, 개나리, 수선화 등을 이용한다. 건망증이 심하고 지능이 떨어지는 사람은 장미화, 박하화, 자스민 등을 이용한다. 몸이 허약하고 팔다리가 차가운 사람은 정향화, 자스민, 매화 등을 이용한다. 병의 회복기로 아직 몸에 열이 남아 있는 사람은 연꽃, 개나리, 난화 등을 이용한다.

따뜻한 색은 사람을 흥분시키고 기쁘게 한다

오색과 오장 정서가 서로 부합한다는 음양오행이론을 기초로 자연계의 유관 색채를 이용하여 몸과 마음의 건강을 촉진하는데 응용할 수 있다. 눈으로 색채 자체를 봄으로써 직접적으로 정서에 영향을 끼치거나, 정형성 연상 작용을 통해 영향을 미친다. 색채요법은 거주환경, 예를 들면, 거실, 가구, 의복, 이불, 커튼 등과 직접 접촉하는 것들의 색을 조정하여 시행된다.

붉은 색, 오렌지색 등 따뜻한 색은 온난한 감각을 지니고 있으므로 사람을 흥분시키고 기쁘게 하는 기능이 있다. 그래서 우울증, 수면과다증, 치매에 응용된다.

청색, 남색, 자색, 녹색 등 차가운 색은 청량작용 및 진정

작용이 있으므로 사람의 정서를 억제하는 작용이 있다. 가슴이 답답하고 화를 잘 내는 증상, 불면증이 있는 사람, 잘 놀라는 사람, 광증 등에 응용된다.

붉은 색, 분홍색 등 기쁨을 주는 색은 사람의 감정을 기쁘게 만들어주어 애통한 감정을 억제하는 기능이 있으므로 기분이 가라앉아 있거나 쉽게 슬퍼하고 잘 우는 증상, 우울증에 이용된다.

슬픔을 나타내는 데는 주로 검은색이 이용되나 가끔 흰색도 사용된다. 이런 계통의 색은 분노를 억제하는 기능을 가졌으므로 쉽게 분노하거나, 너무 기뻐서 생긴 정신이상 증상에 응용된다.

흑색은 공포를 나타내는 색으로 과도한 기쁨을 억제하는 작용이 있으므로 광증이나, 웃음이 그치지 않는 증상에 응용된다.

황색, 연남색, 연녹색 등은 공포를 억제하며 생각을 도와주는 색이다. 그러므로 학생들 공부방에 응용하면 학습효과를 높일 수 있다.

좋은 환경이 건강을 기른다

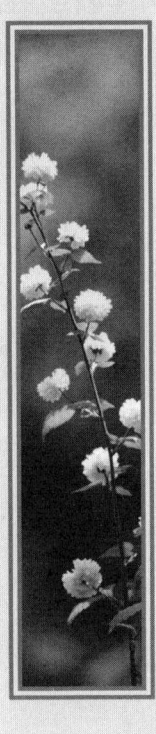

환경이란 우리 주변을 둘러싸고 있는 객관적 사물의 총칭이다. 양생 환경이란 공기, 물, 일광, 토양, 식물, 주택, 사회 등 환경요인이 종합되어 인류생활, 사회활동, 학습 등의 외부조건에 유리하게 형성된 환경을 말한다. 생활 환경은 인류의 생존과 건강에 상당히 중요한 의미를 갖는다. 정상적인 생태계에서는 에너지의 유동과 물질순환이 끝없이 이뤄지면서 항상 평형을 이루고 있다.

그러나 생태계의 평형은 내외요인의 변화, 특히 사람들에 의해 영향을 받을 수 있다. 심지어는 평형이 깨어져 생태계가 자정능력을 잃고

환경이 오염되어 인류에 재난을 불러오기도 한다. 유행병 학자들의 연구에 의하면 인류 질병의 70~90%는 환경과 관련이 있다고 할 정도로 환경은 인류의 건강과 밀접한 관계가 있다.

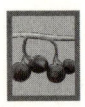 ## 자주 환기하여 발암물질을 줄이자

사람은 절반 이상의 시간을 집안에서 보낸다. 따라서 합리적이고 아늑한 주거환경은 심신건강과 장수에 상당히 중요하다.

예로부터 주택의 입지는 공기가 맑고 산을 등지고 물이 가까운 곳을 최고의 입지로 생각하여 왔다. 예전에는 천연재료로 주택을 지었으나 오늘날의 주택은 대부분 아파트 형태로 인공 건축 재료로 지어지기 때문에 발암물질로 알려진 포름알데히드와 같은 유해물질이 발산되어 비염이나 두통의 원인이 될 수 있다. 그러므로 새로 지어진 아파트인 경우는 자주 환기하는 것이 좋다.

주택의 방향은 남향으로 해야 실내온도 조절과 하루 2.5~4시간의 일조량을 확보하는데 유리하다.

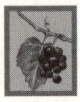 ## 소음은 기형아 출산을 증가시킨다

현대 산업화사회의 도시에서는 소음공해가 심각하다. 장기적으로 85데시벨 이상의 소음에 노출되면 난청을 유발시

키고, 심지어는 귀가 안 들릴 수도 있다. 그 밖에도 소음은 신경계통, 심혈관계통, 내분비계통에 영향을 주어 신경쇠약, 심장박동이상, 혈압 상승, 혈중 콜레스테롤 상승, 동맥경화 등을 일으키며, 여성의 생리기능에 영향을 주어 생리불순과 임신종합증을 유발시켜 자연유산율과 기형아출산율을 증가시킨다. 따라서 도시의 환경을 보호하기 위해서는 환경위생, 오염관리 외에 녹화사업을 하는 것이 중요하다. 녹화는 공기를 정화하며 소음을 약화시키고, 먼지를 제거하고 세균을 사멸시키며 기후를 조절하는 역할을 한다.

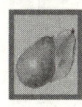 생체시계와 조건반사

현대 생명과학자들은 노화기전에 대한 연구를 통하여, 각종 생물은 각기 다른 수명의 기한을 가지고 있으며, 수명은 유전자와 관련이 있다고 밝혔다. 즉 생물의 유전자 중에는 수명이 출생, 생장, 발육, 성숙, 노화, 사망이라는 일련의 과정에 따라 진행되도록 이미 순서가 안배되어 있다는 것이다. 이와 같은 생명과정의 안배를 '생체시계'라 하며 생체시계가 일련의 생명과정을 규칙적으로 전개시키므로

써 생명의 길고 짧음을 결정한다.

  인체의 생체리듬은 생체시계의 통제를 받기는 하지만, 훈련과 배양을 통해서 변화시킬 수 있다. 인류의 대뇌피층은 각종 생리활동의 최고 조절기관이며, 대뇌피층의 기본 활동방식은 일종의 조건반사이다. 이러한 조건반사는 각 개체가 생활 속에서 확립하는 것으로 개체차이가 분명하고 하나 하나마다 일련의 과정을 거쳐 확립되는데, 조건반사의 확립과정은 일상생활의 규칙성과 밀접한 관계가 있다. 조건반사가 일단 형성되면 조건반사의 활동은 비교적 예견성과 적응성을 나타낸다. 또한 조건반사는 환경요인에 따라 쇠퇴하거나 다시 확립되는데, 이렇게 함으로써 인체의 환경적응 능력을 높일 수 있다.

  규칙적인 생활은 대뇌신경중추에 각종 조건반사 시스템을 확립하여 안정하고 건전한 생활습관을 형성하도록 한다. 건전한 생활습관은 인체의 적응력을 높여주며 건강 장수를 보장하는 주요 비결 중 하나이다.

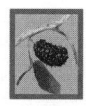 규칙적인 생활습관이 장수를 보장한다

규칙적이고 주기적인 변화는 우주의 보편적인 현상이다. 사람의 생명활동 역시 일정한 주기성 규칙에 따라 전개된다. 예를 들면, 정서·체력·지능의 고유 시간주기는 각각 23일, 28일, 33일로 매주기는 왕성기와 쇠퇴기로 나눠져 파동과 같은 양상을 띠고 있다. 또한 인체의 체온은 새벽 2~6시에 가장 낮고, 오후 2~8시에 가장 높다. 맥박과 호흡은 새벽에 가장 느리고 낮에 가장 빠르다. 혈압 역시 낮에 높고 밤에는 낮다. 규칙적인 생활은 대뇌피층에 규칙적인 조건반사계통을 확립시켜 인체의 생리조절활동을 원활하게 해주므로 건강 장수에 필요조건이다. 규칙적인 생활습관을 기르기 위해 취침과 기상, 식사, 일과 휴식, 운동, 공부, 목욕, 배변 등을 일정한 시간에 행해야 한다.

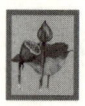 적당한 일과 휴식은 노화를 예방한다

　적당한 노동은 심혈관, 내분비, 신경, 정신, 운동, 근육 등 각 계통에 유익하다. 예를 들면, 노동은 혈액순환을 촉진하고 호흡과 소화기능을 개선하며, 기초대사율을 높이고 인체 각부의 조절과 관련된 대뇌피층을 흥분시키며, 정신을 조절한다. 또한 적당히 두뇌를 사용하는 일을 하면 노화의 속도를 늦출 뿐더러 뇌의 노화를 방지하여 지능을 높이고 노인성 치매를 예방할 수 있다. 적당한 휴식 또한 생리적으로 필요하며, 휴식을 통해 피로를 풀고 체력과 정력을 회복할 수 있다. 피로는 병에 대한 저항능력을 떨어뜨려 우리 몸은 쉽게 병균의 침입을 받아 병에 걸릴 수 있다. 이것은 원숭이를 통한 실험에서도 증명이 되었는데, 피로한 원숭이와 피로하지 않은 원숭이에 동시에 동일 양의 병균을 투여한 후 원숭이의 발병률을 검토한 결과, 피로한 원숭이는 모두 감염되어 병에 걸린 반면, 피로하지 않은 원숭이는 감염되지 않은 것으로 나타났다. 따라서 적당한 휴식은 인체의 면역력을 높이는 중요한 수단이다.

브래지어를 잘못 착용하면 폐가 약해진다

옷을 입었을 때 몸과 옷 사이의 공간을 의복내부환경이라 한다. 정상적인 의복내부환경의 범위는 온도 32℃, 풍속 0.25m/s로 적절한 의복 내 환경의 유지는 인체의 온도조절중추를 정상상태로 유지시켜 작업능률을 높이고 체력 회복에 유리하다. 만약 꽉 조이는 옷을 입으면 인체는 압박감을 받으며 불편한 느낌을 받는다. 성장기 청소년이 꽉 끼는 바지를 입으면 성기관 발달에 장애를 주어 성기능 장애가 발생할 수 있다. 또 다른 예로 브래지어를 너무 꽉 조이게 착용하면 흉부 발육에 영향을 주어 폐활량을 떨어뜨린다.

그 밖에 허리띠를 너무 꽉 매면 갈비뼈 아래쪽이 움푹 들어가 흉곽에 변형이 생길 수 있으며 복부 장기의 위치가 달라져 건강에 나쁘다.

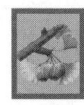 ## 보온을 위해 배꼽 티는 입지 말자

 여름철 무더운 날씨에 치마를 입고 맨발에 샌들을 신은 여자들을 보면 부럽다. 더운 여름철에 와이셔츠에 넥타이를 매고 양복을 갖추어 입고, 더구나 발에 무좀이 있어 괴로운데 양말에 구두를 신고 다녀야 하니, 아마도 이 시대는 불합리한 요구를 많이 하는 것 같다. 치마를 입었던 로마시대 병정이 그립기도 하고, 얼마 전 TV에서 소개되었던 치마를 입고 다니는 남학생이 생각나기도 한다.
 복장의 기능은 우선 추위와 더위로부터 몸을 보호하는 것이고 다음으로는 시대의 풍모와 경제수준을 반영하는 문

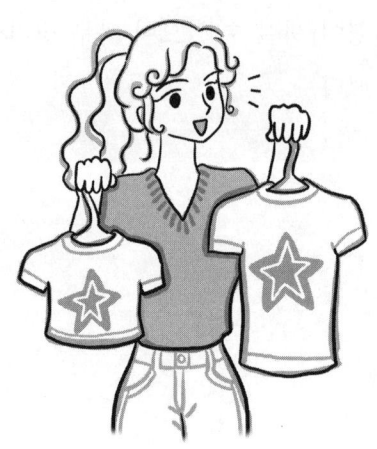

명 정도의 표현이다. 신체기능상으로 보면 남자의 사타구니는 열을 방출하여 항상 시원하게 유지해야 기능을 발휘할 수 있다. 반면 여자는 하체를 따뜻하게 해줘야 생리불순, 냉대하, 불임을 막을 수 있다. 이런 관점에서 보면 남자는 통풍이 잘 되는 치마를 입어야 하고 여자는 보온이 잘 되는 바지를 입는 것이 신체기능에 유리하다. 그러나 오랜 생활습관을 하루아침에 바꿀 수는 없을 것이다. 여자는 보온에 유리하게, 남자는 통풍에 유리하게 옷을 입는 것이 바람직하다. 보온을 위해 배꼽 티는 입지 말자.

봄에는 좀 따뜻하게 입고, 가을에는 좀 춥게 입자

예로부터 계절의 변화에 따라 의복을 더 입거나 덜 입었다. 『노노항언(老老恒言)』이라는 책을 보면 "봄은 따사롭기는 하나 땅에 아직 얼음이 남아 있으므로 상의는 얇게 입어도 괜찮지만 하체는 여전히 보온해야 인체의 양기가 봄기운에 따라 무리 없이 상승할 수 있다."고 하였다. 또한 "가을에는 날씨가 추워지기 시작하므로 의복을 껴입어야 하는

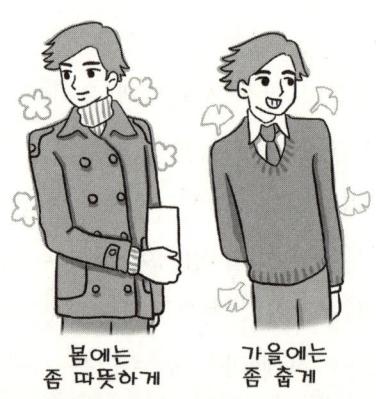

봄에는 좀 따뜻하게   가을에는 좀 춥게

데 한꺼번에 갑자기 많은 옷을 껴입는 것은 좋지 않다."고 하였다. 따라서 옛말에 춘오추동(春捂秋凍), 즉 봄에는 좀 따뜻하게 입고 가을에는 좀 춥게 입는 것이 좋다고 하였다.

구두 굽이 5cm를 넘으면 몸의 균형이 흐트러진다

하이힐의 부작용은 신체 균형의 파괴이다. 몸이 균형을 잃으면 신체의 각 관절은 긴장한다. 특히 몸의 무게 중심축인 허리관절의 무리로 요통이 생길 수 있으며, 심하면 디스크로 발전된다. 또한 골반관절에 영향을 미쳐 생리통이나 변비의 원인이 될 수도 있다.

발에는 오장육부에 상응하는 반응점이 있다. 발의 운동이 위축되면 혈액순환이 원활하지 못해 신체 전체 기능에 영향을 미칠 수 있다. 이러한 피해를 줄이기 위해 구두 굽은 5cm가 넘어서는 안 된다.

계절의 변화에 순응한다

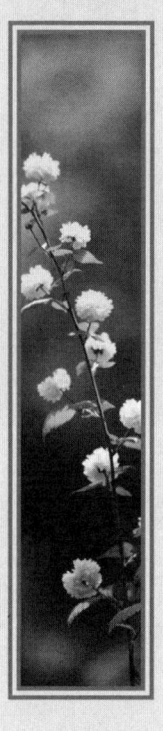

사계절의 음양 변화에 순응하는 것이 건강에 중요하다. 봄과 여름에는 기후가 한랭에서 온난으로, 온난에서 더위로 변하며 인체의 양기가 생장하는 시기이므로 양생을 위해 인체의 양기를 배양하고 조절해야 한다.

가을과 겨울에는 기온이 점점 떨어지며 추워지고, 인체의 양기 발산이 줄어들고 영양소나 분비물이 체내에 저장되는 시기이므로 양생을 위해 인체의 저장기능을 배양하고 조절해야 한다.

봄에는 양기가 조금씩 생기기는 하나 음기가 많이 남아 있다. 인체 역시 기후가 따뜻하게 변하면서 피부의 모공이 열려 분비기능이 활성화되기 시작하나 아직 방한능력이 상대적으로 약하므로 봄철의 한기나 기온의 급강하에 대비해야 한다.

따라서 봄철에는 보온, 방한에 주의하여 양기가 잘 커나갈 수 있도록 해야 한다. 가을에는 날씨가 차츰 추워지며 피부의 개폐기능이 교차하는 시기이다.

이때는 음기가 조금씩 생겨나기 시작하나 아직 양기를 많이 느낄 수 있는 계절이다. 기온이 점차 내려가면서 인체의 양기 역시 내부로 저장되어 줄어들기 시작한다. 따라서 가을에는 양기의 저장을 방해하지 않도록 갑작스레 옷을 너무 두껍게 입지 않는 것이 좋다. 이때는 적당한 냉기의 자극을 받는 것이 양기의 저장과 인체의 내한 능력의 증진에도 도움이 된다. 따라서 가을에는 약간 추운 듯한 느낌이 적당하다.

인체가 기후 변화에 적응하여 정상적인 생리활동능력을 유지하는 데는 일정한 한도가 있다. 특히 기후가 급변할 때 쉽게 외부 환경의 변화를 받아 병에 걸리기 쉽다. 따라서 사람은 저항 능력을 기르는 동시에 급격한 환경변화를 잘 피해야 한다. 입춘, 입하, 입추, 입동, 춘분, 추분, 하지, 동지 등 8절기는 계절, 기후의 전환점으로 인체의 신진대사에도 일정한 영향을 미친다. 이때에 허약한 사람은 몸이 불편함을 느끼고 심지어는 사망하는 경우도 있다. 따라서 절기변화에 주의하여 환경변화의 영향을 받는 것을 피하는 것이 계절 양생에 중요하다.

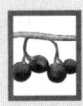 봄에는 자연의 생동감을 직접 느낀다

봄은 오행의 목(木)에 속하며 오
장의 간(肝)에 상응한다. 간
은 소통하고 분비하는
기능〔疏泄〕을 주관하
고 정서적으로 노함
(怒)과 관련이 있으며
억눌리는 것을 싫어하
고 밖으로 뻗어 나가는 것
을 좋아한다. 따라서 봄철에는
가슴을 활짝 열고 낙관적이고 유쾌한 정
서를 갖고 자연의 생동감을 직접 느끼는 것이 정신 양생에
중요하다.

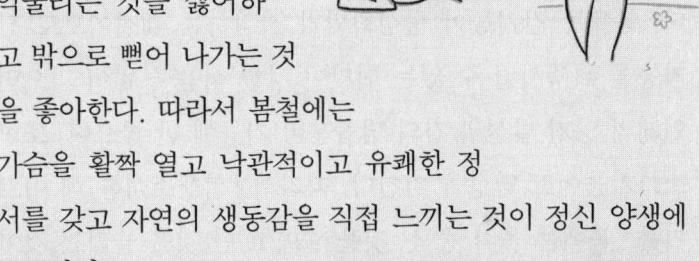

  봄에는 인체의 양기가 체표로 향하기 시작하고 피부가
열리기 시작하며 근육과 피부로 기혈의 공급이 늘어나면서
인체는 춘곤증을 느낀다. 그러나 너무 많이 잠을 자는 것은
양기가 생겨나 발산하는데 좋지 않은 영향을 미치므로 자
주 산보하면서 춘곤증을 해소하는 것이 좋다. 봄에는 기후
의 변화가 비교적 심하여 춥고 따뜻함이 교차 출현하므로

보온과 방한에 주의하여 양기가 잘 커나갈 수 있도록 해야 한다. 공기가 신선한 곳을 찾아 산보, 태극권 등 가벼운 운동을 하는 것이 인체의 점진적인 활성화에 도움이 된다.

봄에는 약간 매콤하고 단 음식을 먹는다

봄철은 양기가 소생하는 계절이므로 약간 매콤하고 단맛을 가진 음식을 먹어 체내의 양기 발산을 도와주는 것이 좋다. 봄에는 간기능이 활성화되기 시작하는 계절이므로 간기능을 위축시킬 수 있는 신맛이 강한 식품을 많이 먹으면 인체의 양기 발산과 간의 담즙분비 기능에 안 좋으며, 또한 소화기능에도 영향을 미친다. 따라서『섭생소식론』에 이르기를 "봄에는 음식 중 신 것을 줄이고 단 것을 늘리는 것이 소화기능을 보호하는데 유리하다."고 하였다. 봄철에는 소화기능을 도와주는 배추, 당근, 시금치, 계란, 콩류 제품, 닭고기, 어류 등 단맛을 가지며 평이한 성질의 식품을 주로 먹고 파, 고추 등 약간은 발산하는 식품을 곁들여 먹는 것이 좋다. 차거나 기름기가 많은 음식은 소화계통에 영향을 미치므로 조금만 먹는다.

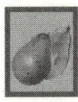 반란근으로 봄철 전염병을 예방한다

초봄에는 기온이 따뜻해지면서 세균, 바이러스 등 병원균이 번식하기 시작하므로 유행성 감기, 폐렴, 마진, 유행성 뇌출혈, 성홍열 등 전염병의 발생이 많다. 그러므로 전염병의 예방에 주의를 해야 한다. 전염병 예방을 위해서는 위생에 주의하고 자주 실내 공기를 환기시킨다. 또한 체력단련으로 질병에 대한 저항력을 기르는 것이 중요하다.

반란근 15g, 관중 12g, 감초 9g을 끓여 일주일간 복용하면 인체의 면역기능을 증진시켜 봄철 전염병을 예방하는 데 도움이 된다.

여름에는 늦게 자고 일찍 일어나 음양변화에 순응한다

여름은 오행의 화(火)에 속하며, 오장의 심장(心)에 상응한다. 따라서 무더운 여름에는 정신건강에 각별히 신경을 기울여야 한다.

여름에는 가슴을 활짝 열고 낙관적이고 유쾌한 정서를

가져 마음을 차분히 하면 자연히 시원함을 느낀다.

　여름에는 늦게 자고 일찍 일어나 자연계의 음양변화에 순응한다. 더운 날씨에 땀을 많이 흘리면 머리가 어지럽고 가슴이 답답하며, 목이 마르고 구역질이 나며, 가슴이 두근거린다. 심하면 정신이 혼미에 이르는 등 기(氣)를 상하기가 쉬우므로 더위를 먹지 않게 주의한다. 여름철 오후에는 잠시 낮잠을 자 더위를 피하고 피로를 회복한다. 또한 매일 미지근한 물로 목욕을 한다. 온수욕은 몸을 청결하게 할 뿐만 아니라, 온수의 수압과 기계적 안마작용에 의해 신경계통의 흥분성을 감소시키고 체표혈관을 확장시켜 혈액순환을 촉진시키므로 근육장력 감소, 피로 해소, 수면 개선, 저항력 증강 등의 효과를 나타낸다.

　여름에는 체표의 모공이 열려 있으므로 풍한습 등 일기변화의 영향을 받기 쉬우므로 밤에 잘 때 선풍기나 에어컨의 사용에 주의하고 노숙을 하지 않는 것이 좋다.

 여름에는 신맛, 짠맛 음식을 많이 먹어 심장을 보해준다

　여름에는 땀을 많이 흘려 염분의 손실이 많다. 만약 심장 근육에 염분이 결핍되면 심장박동에 이상이 생길 수 있다. 여름에는 신맛 나는 음식이 좋으며, 짠 음식도 먹어 심장을 보해주는 것이 좋다. 음양학설에 의하면 여름이지만 음이 내재되어 있으므로 차가운 음료나 아이스크림을 너무 먹으면 배탈나기 쉽다. 여름에는 날씨가 덥고 소화기능이 비교적 약하므로 음식은 자극성이 적은 청담한 것이 좋다.

　수박, 참외 등 과일과 묽은 녹두죽은 갈증을 해소하고 더위를 식히는 데 좋은 음식이다. 운동 과다로 땀을 많이 흘렸을 때는 갑자기 찬물을 많이 마시는 것보다는 염분이 들어 있는 물이나 묽은 녹두죽을 소금으로 간을 해 약간 짠맛이 나도록 하여 먹으면 좋다.

이열치열도 방법이다

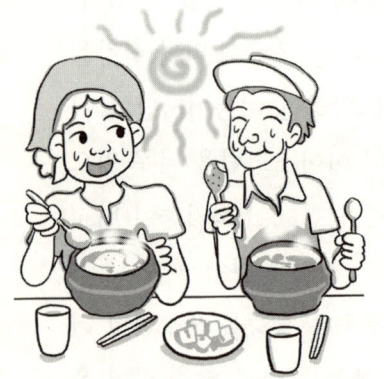

우리나라는 이열치열(以熱治熱), 즉 열로써 열을 다스린다 하여 여름철에 보신탕이나 삼계탕을 먹는 습관이 있다. 이열치열은 전체적인 여름철 양생원칙이라기보다는 여름철에 더위에 지쳐 있고, 찬 것을 많이 먹어 일시적으로 음이 우세하여 배탈이 날 수도 있기 때문에 복날을 전후하여 양을 보충하여 음양의 균형을 맞추려는 우리 선조들의 지혜로운 양생법이라 볼 수 있다.

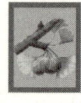 생맥음은 여름철 건강음료이다

동양의학 이론을 보면 신맛과 단맛은 체액을 보충해준다는 이론이 있다. 지금 우리가 마시고 있는 청량음료는 이런 이론에 충실하다. 그러나 청량음료를 많이 마시면 충치나 비만의 원인이 될 수 있다. 여름철 땀을 많이 흘리고 힘이 없을 때, 기력을 보강하고 체액을 보충해주는 생맥음을 만들어 마시자. 인삼 20g , 맥문동 20g, 감초 10g, 오미자 5g을 끓여 음료수 대신 시원하게 마시면 여름을 건강하게 날 수 있다.

겨울병은 여름에 고친다

  양기가 허약하여 겨울이 되면 발작하는 만성병, 예를 들면, 만성기관지염, 기관지천식, 폐기종 등을 치료하는 시기로는 여름철이 제일 좋다. 이를 동병하치(冬病夏治 : 겨울병은 여름에 고친다)라 하는데, 그 중 동병하치의 효과가 제일 우수한 것은 노인성 만성기관지염이다.

  온열성 성질을 가지고 있는 동충하초 20g, 육계 40g, 보골지 50g, 부자 30g을 환으로 만들어 한 번에 5g씩 하루 3번 먹는다. 3년 동안 여름철에 계속 복용하면 비특이성 면역력이 증가되어 만성기관지염이 완치될 수 있다.

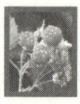 **가을에는 낙관적인 정서를 갖는다**

　가을은 오장의 폐에 상응하며, 폐는 정서상 우울을 관장한다. 폐기가 약하면 불량 정서에 대한 저항력이 떨어져 우울증에 빠지기 쉽다. 가을은 천고마비의 계절로 기후가 건조하고 일조량이 점점 감소하며 기온이 내려간다. 낙엽이 지고 수확을 하면서 처량한 마음이 유도되어 우울한 정서가 나타날 수 있다. 따라서 우선 낙관적인 정서를 배양하는 것이 필요하다. 등산을 하여 먼 곳을 바라보며 가을의 정취를 느끼는 것도 정서 조절에 좋은 방법이다.
　가을에는 일찍 자서 양기가 체내에 잘 보존되도록 순응하고, 일찍 일어나 폐의 기운이 퍼져나가도록 한다. 가을은 날씨가 점점 추워지고 바람이 많이 불므로 어린이나 노약자는 감기에 걸리지 않게 조심한다.

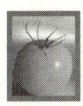 ## 가을은 천고마비의 계절이다

가을은 과일이 익고 곡식이 토실토실 영글어가는 시기이다. 겨울을 위해 충실히 준비한다. 인체의 생리도 상응한 변화를 하여 입맛이 좋아진다. 입맛대로 모두 먹다가는 비만이 염려되므로 먹는 것을 조절하고 운동을 늘린다.

가을은 천고마비의 계절로 각종 운동으로 체력을 단련하기에 좋은 계절이다. 개인의 상황에 따라 적당한 운동을 선택하여 행한다.

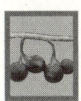 ## 겨울에는 일찍 자고 늦게 일어난다

한량한 겨울철에는 양기가 방해받지 않아야 하므로 일출일몰에 따라 일찍 자고 늦게 일어나는 것이 양기를 저장하고 영양을 축적하는 데 유리하다. 겨울철에는 성생활을 절제하여 정기를 충실히 유지하는 것이 봄철 전염병을 예방하는 데 중요한 의의가 있다.

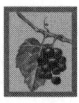 ## 겨울에는 열량이 높은 음식이 좋다

　겨울에는 영양가가 많고 열량이 비교적 높은 음식이 좋다. 또한 비타민 결핍을 방지하기 위해 야채와 과일을 많이 섭취한다. 곡류, 육류, 목이버섯 등이 좋으며 따뜻한 음료를 마셔 양기를 보호한다.
　겨울철 아침에는 차가운 고기압의 영향으로 상층기온은 높고 지표기온은 낮아 공기의 대류가 잘 일어나지 않아 공기가 탁하므로 실내에서 간단히 운동하는 것이 유익하다.

잘못 알기 쉬운 장수 상식

생수는 살아 있는 물이 아니다

한때 끓인 물은 죽은 물이라고 하여 생수가 유행한 적이 있다. 얼마 전 한 사람이 "끓인 물에는 금붕어도 못 사는데 하물며 사람에게 좋을 리가 있느냐?" 하였다.

우리는 언제부턴가 동물실험 결과를 너무 믿고 있지 않나 싶다. 흰쥐에 실험하였더니 효과가 우수하다던가, 독성이 나타났다던가 하는 것들이다. 동물실험은 우리에게 필요한 광범위한 정보를 1차적으로 검색하는 것과 같다. 보다 신뢰성이 있는 결과를 얻기 위해서는 개, 원숭이, 사람 등의 단계를 거쳐 실제 효과가 확인되어야 한다.

금붕어 실험도 마찬가지이다. 그러나 이 경우는 실험 체계 자체가 문제가 있다. 왜냐하면 금붕어는 물속의 공기를 주로 이용하는가 하면 인간은 수분을 필요로 하기 때문이다. 물을 끓이면 물속에 녹아 있는 산소가 뽀골뽀골 하며 위로 빠져나간다. 그러니 끓인 물에는 산소가 부족하여 금붕어가 살기 힘들다. 그러나 사람은 산소를 얻기 위해 물을 마시는 것이 아니기 때문에 전혀 문제가 없을 뿐만 아니라 차라리 병원균을 죽일 수 있어 위생적이라 할 수 있다.

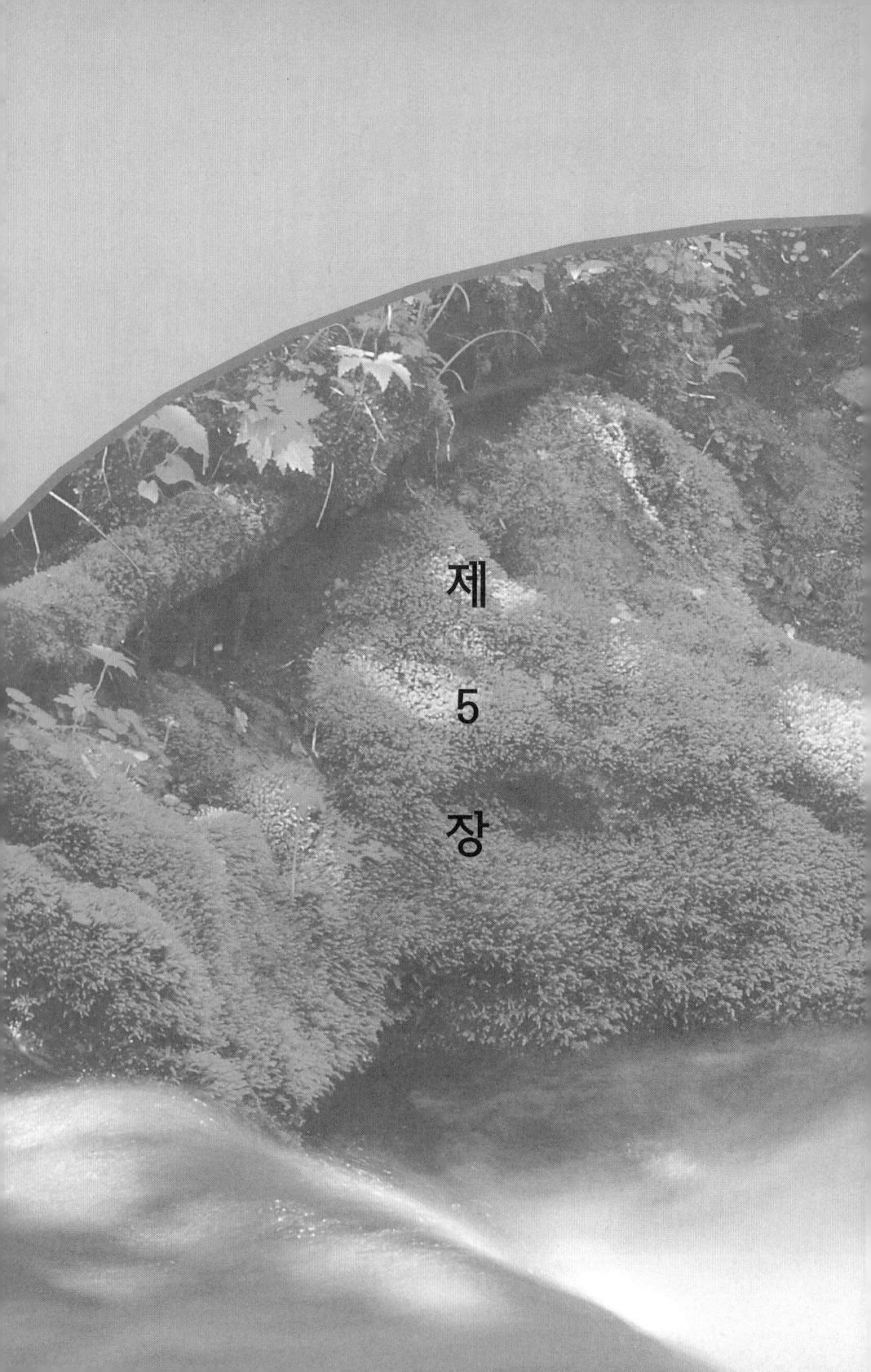

제 5 장

체질별 · 세대별 양생법

체질은 변한다

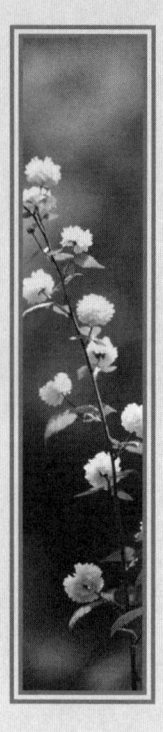

100년 전 만해도 우리나라 사람들의 대부분은 세상의 중심이 중국이라고 생각했다. 자동차와 비행기는 그만두고 자전거도 없었다. 공간이동이라는 개념이 없었다. 한 고을에서 태어나 부모를 따라 평생 그 고을의 귀신이 되었다. 먹는 음식도, 환경도, 사고도 거의 변화가 없으니 이 정도면 부모로부터 물려받은 유전형질도 큰 변화가 없었을 것이다. 이제마 선생이 『황제내경』의 음양태소 이론에 근거하여 사상체질론을 만들어 체질에 맞게 약을 써서 치료효과를 높이고자 하였던 시대의 상황이다. 이때에도 어떤 이유에서인지 사상체질론은 그다지 각광받지 못했다.

요즈음 우리는 체질에 대해 관심이 많다. 이는 체질론의 자체 가치 때문이라기보다는 무엇인가 개별적으로 관심을 받고 싶어하는 우리의 심리적 작용 때문에 더욱 그런 것 같다. 체질을 감별했을 때 가는 곳마다 체질이 다르게 나타나는 이유는 무엇일까? 이는 체질에 대한 정의가 명확하지 않기 때문이다. 또 체질은 변하지 않는다고 굳게 믿고 있기 때문이다. 우리는 도시생활을 하면서 고혈압이 생기고, 매연과 각종 인공 건축물 사이에서 알레르기성 체질이 되기도 하며, 너무 많은 것을 먹어 비만 체질이 되기도 한다. 체질이 이렇듯 환경에 따라 변하는데, 그러면 체질이란 무엇인가?

체질이란 부모로부터 물려받은 선천적인 소질과 후천적인 성장

발육과정 중의 조치, 외부환경, 질병요인 등의 상호작용에 의해 형성된 형태상·심리상 및 생리기능상 비교적 고정된 특성이다. 체질은 사람마다 다르며 같은 사람이라도 발육단계, 계절, 지리환경 및 기상조건에 따라 차이를 보일 수 있다. 인체의 어떤 질병요인에 대한 감수성이나 병의 발전과정은 체질에 따라 달라질 수 있다. 체질은 인체의 건강수준이며, 외부 질병요인에 대한 저항능력과 외부환경에 대한 적응능력을 포함하고 있다.

좋은 유전자로 후대에
좋은 심성을 물려주자

　유전자는 생명정보 저장의 창고이고 정보전달의 수단이며 생명의 근본이다. 그런데 이 유전자는 환경의 변화에 따라 변한다.
　미생물의 경우 자연환경에서도 돌연변이가 일어나는데, 외부에서 심한 자극을 주면 더욱 많은 변이가 유발된다. 이런 특성을 이용하여 의약품을 개발할 때 강력한 변이제를 처리하여 걸출한 영웅이 나오기를 기대하기도 한다.
　인간의 유전자는 미생물보다 훨씬 복잡하다. 인체의 신체기능 유지에 필요한 물질정보를 담고 있는 엑손부분과 아직 기능이 불확실하지만 정신이나 성격을 관장할 것으로 예측되는 인트론 부분으로 구성되어 있다. 인간의 유전자 역시 나쁜 환경 속에서는 나쁘게 변화될 수밖에 없다. 특히 심한 스트레스를 받고 나쁜 생각을 하면 인트론이 변화하여 우리의 후대에게 나쁜 유전자를 물려줄 수도 있다.
　좋은 생각을 가지고 절제된 생활을 하면 유전자도 좋게 변하여 심신이 편안하다. 또한 후대에도 훌륭한 심성을 물려줄 수 있다.

● 종 합 체 질 표 ●

체질유형	체 질 특 징
정상체질	신체가 건장하고 병이 없으며 허약하지 않다. 체력이 강하고 유쾌하게 생활하며, 피부는 윤이 나고 탄력이 있다. 또 소화기능이 왕성하고 식욕, 대소변, 수면, 혓바닥과 설상이 정상이다. 맥박에 힘이 있고 체중은 정상이며 체내 허실증상이 없다. 면역력이 비교적 강하여 외부 질병인자에 적절히 대처한다. 외부환경 적응력이 강하여 자연환경이나 사회환경에 잘 적응한다. 심리적으로 안정되어 있다.
기허체질	몸이 야위었거나 얼굴에 핏기가 없다. 목소리가 작고 힘이 없으며, 자주 땀을 흘린다. 식욕이 없고 쉽게 피곤해 하며 건망증이 있다. 혀는 담백하고 설태는 백색이며 맥은 약하다. 특히 심장이 약한 사람은 맥박이 불규칙하고 가슴이 두근거리고 불안하며 숨이 가쁘다. 활동을 하면 이런 증상이 심해진다.
양허체질	몸이 뚱뚱하고 피부가 희다. 목소리가 작고 힘이 없으며, 자주 땀을 흘리는 등 기허증상 외에 다음과 같은 신체기능 저하 증상이 나타난다. 안색은 담백하며, 평소 추위를 잘 타고 따뜻한 것을 좋아한다. 상복부에 차가운 느낌의 통증이 있는 경우도 있다. 손, 발이 차갑고 대변이 묽으며 소변색이 맑다. 체온이 낮으며 맥이 힘이 없고 한참을 눌러야 느껴지는 침맥이다. 혀는 색이 담백하며 통통하다.
혈허체질	얼굴색이 창백하거나 누렇고, 입술이 담백하다. 힘든 일을 못 하며, 가슴이 두근거리고 자주 불면에 시달린다. 머리가 어지럽고 눈이 어른거리며, 사지 말단이 저린다. 생리양이 적고 색이 묽다. 혀의 색은 담백하고 맥은 가늘고 힘이 없으며 혈액검사를 하면 적혈구, 백혈구, 혈소판의 수가 정상보다 적게 나타난다.

체질유형	체 질 특 징
음허체질	일반적으로 음허와 혈허의 주요한 차이는 음허에는 신체기능이 항진되어 나타나는 증상이 있으나, 혈허에는 이런 증상이 나타나지 않는다. 음허체질자는 몸이 야윈 편이다. 오후가 되면 안색이 붉어지고, 입과 목이 마르며 입술이 붉다. 때때로 가슴이 답답하고, 손바닥과 발바닥에 열이 난다. 잠이 적으며 밤에 땀을 흘리고 변비기가 있으며 소변색이 노랗다. 봄여름을 견디기 힘들어 하고 차가운 음료수를 좋아한다. 여성의 경우 생리기간이 앞당겨지고 생리색이 어둡고 양이 적다. 혀는 붉고 혓바닥에 설태가 거의 없으며, 맥이 가늘고 빠르다.
양성체질	체구가 건장하며, 얼굴색이 붉고, 목소리가 높고 거칠다. 평소 자주 답답해하며 정서적으로 불안정하다. 자주 갈증을 느끼며, 시원한 것을 좋아하고 뜨거운 것을 싫어 한다. 소변색은 적색을 띠는 경우도 있으며, 대변은 변비기가 있으며 냄새가 심하다.
어혈체질	얼굴색이 약간 검은 기가 있으며, 입술색이 어둡다. 눈언저리 색이 어두우며, 피부가 건조하다. 혹은 고정부위에 통증이 있으며, 이 통증은 야간에 심해진다. 혀가 어두운 자색을 띠고 있거나 어혈반점이 보인다. 맥이 가늘고 까칠하다.
담습체질	체형이 뚱뚱하고 근육이 물렁거린다. 기름지고 단 음식을 좋아하며, 몸이 무겁고 쉽게 피곤해 하며, 게으르고 잠이 많다. 입안도 끈적대고 미끈거린다. 간혹 대변이 묽다. 맥은 미끄러지듯 하며 혀가 크고 혓바닥은 미끈하다.
기울체질	체형은 야위었거나 아니면 정반대로 뚱뚱한 편이다. 얼굴색이 창백하고 어두우면서도 누렇다. 어떤 때는 성질이 급하고 화를 잘 내며 쉽게 격동하고, 어떤 때는 우울해 하고 말이 없으며 답답해 한다. 때로는 한숨을 쉰다. 이런 증상은 정서의 변화에 따라 변한다. 혀는 담홍색이며, 혓바닥은 백색이고 맥은 탄탄하다.

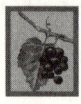 ## 체질은 정상체질과 비정상체질이 있다

사상체질은 사람을 태양인, 태음인, 소양인, 소음인 등 네 가지 체질로 구분한 것이다. 그런데 이 틀 속에 모든 것을 맞추려다보니 문제가 많이 생긴다. 한편으로 보면 소양인 같은데, 소음인의 기질도 있는 것 같고 또 한편으로는 태음인의 기질도 있는 것 같다. 그러다보니 8체질, 32체질 등과 같은 세분화된 체질론도 등장한다. 그래도 못 마땅한 것이 한두 가지가 아니다.

임상의학의 발전에 따라, 체질에 대한 임상효과를 더욱 높이기 위해 양생학에서는 신체의 전반적 기능과 체질의 강약에 주의하여 인체를 정상체질과 불량체질로 나누고 있다. 정상체질은 음양의 조화를 이룬 건강한 사람을 가리킨다. 비정상체질은 음양의 불균형이 존재하는 체질이다.

그러나 비정상체질이라도 개인체질의 특수성에 맞게 정신, 음식, 환경 등을 과학적으로 조절하여 질병을 예방할 수 있다.

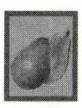 ## 정상체질자는 모든 음식을 골고루 먹는다

정상체질자는 신체가 건강하고 병이 없으며 허약하지 않다. 체력이 강하고 유쾌하게 생활하며, 피부는 빛이 나고 탄력이 있다. 또 소화기능이 왕성하고 식욕, 대소변, 수면, 혓바닥과 설상이 정상이다. 맥박에 힘이 있고 체중은 정상이며, 체내 허실증상이 없다. 면역력이 비교적 강하여 외부 질병인자에 적절히 대처한다. 외부환경 적응력이 강하여 자연환경이나 사회환경에 잘 적응하고 심리적으로 안정되어 있다.

정상체질자는 모든 음식을 골고루 먹는 것이 좋다. 잡곡, 야채, 과일 등을 통하여 하루 20~25g의 식이섬유를 섭취하여 심혈관계질병, 소화도종양 등을 예방할 수 있다. 소금의 과다 섭취는 고혈압의 원인이 될 수 있으므로 하루 10g 이하로 제한한다. 또한 설탕이나 단당류의 과다 섭취는 당뇨병의 원인이 될 수 있으므로 주의한다.

적절한 운동과 함께 다음에 소개하는 약선식을 가끔 먹으면 면역력을 증강시킬 수 있다.

- 산약복령수제비 : 산약과 복령 10g씩을 30분 정도 끓여

낸 물에 밀가루 50g을 반죽해 수제비를 만들어 먹는다.
- 비타민 김치 : 인삼, 복령, 백출, 감초, 당귀, 숙지황, 백작약, 천궁 각 20g을 2시간 정도 끓여낸 물에 김치 양념을 버무려 2포기 정도 김치를 담근다.

기허체질자는 소화되기 쉽고 영양이 풍부한 음식을 먹는다

기허체질자는 몸이 야위었거나 얼굴에 핏기가 없다. 목소리가 작고 힘이 없으며, 자주 땀을 흘린다. 식욕이 없고 쉽게 피곤해 하며 건망증이 있다. 혀는 담백하고 혓바닥은 백색이며 맥은 약하다. 특히 심장이 약한 사람은 맥박이 불규칙하고 가슴이 두근거리고 불안해하며 숨이 가쁘다. 활동을 하면 이런 증상이 심해진다.

힘이 많이 들지 않는 태극권 등을 꾸준히 행하거나 산보를 하여 체질을 증강시킨다.

기허체질자는 장기의 기능이 약하므로 소화되기 쉽고 영양이 풍부한 식품을 섭취해야 한다. 또한 과일과 야채를 많이 섭취한다. 온열식품, 평성식품 중에서 담백하거나 단맛이 있는 것으로 식단을 구성한다. 한량하고 쓰거나, 신맛이 강한 식품은 피한다. 다음 약선식을 자주 먹으면 기허체질을 개선하는 데 도움을 받을 수 있다.

- 황삼죽 : 황기 50g, 인삼 3g, 진피 1g을 면포에 싸서 2시간 정도 끓여낸다. 그 물에 멥쌀 100g을 섞어 죽을 끓인다.
- 비타민 김치 : 인삼, 복령, 백출, 감초, 당귀, 숙지황, 백작약, 천궁 각 20g을 2시간 정도 끓여낸 물에 김치 양념을 버무려 2포기 정도 김치를 담근다.
- 산산오인주 : 산약 250g, 산수유 50g, 오미자 25g, 인삼 25g에 담금용 소주 5리터를 부어 한 달 이상 담가 놓는다.

 양허체질자는 온열성 식품을 주로 먹는다

 양허체질자는 대부분 몸이 뚱뚱하고 피부가 희다. 목소리가 작고 힘이 없으며, 자주 땀을 흘리는 등 기허증상 외에 다음과 같은 신체기능 저하 증상이 나타난다.

안색은 창백하며, 평소 추위를 잘 타고 따뜻한 것을 좋아한다. 상복부에 차가운 느낌의 통증이 있는 경우도 있다. 손, 발이 차갑고 대변이 묽으며 소변색이 맑다. 체온이 낮으며 맥이 힘이 없고 한참을 눌러야 느껴지는 침맥이다. 혀는 색이 담백하며 통통하다.

양기가 부족한 사람은 계절의 변화에 민감하여 조금만 날씨가 추워져도 견디기 힘들어 한다. 따라서 겨울철에는 보온에 주의하고, 봄과 여름에는 양기를 보충해야 한다. 만약 여름에 하루 15~20분씩 20~30일 동안 일광욕을 하면, 추위 적응력이 상당히 개선되어 겨울철 추위에 강해진다. 여름철은 땀구멍이나 피부가 느슨해져 쉽게 외부의 차가운 기운을 받을 수 있으므로 양허체질자는 선풍기, 냉방기 등의 사용에 특별히 조심하여야 한다.

음식은 평성식품 외에 양기를 북돋아 순환과 대사를 촉진하는 온열성 식품을 먹는다. 한량하고 쓰거나, 신맛이 나는 식품은 피한다. 여름철 초복·중복·말복에 각각 한 번씩 장양보신탕 등을 먹으면 인체의 양기가 보충된다.

- 장양보신탕 : 숙지황 30g, 산약 30g, 산수유 30g, 구기자 30g, 토사자 30g, 녹각 10g, 두충 30g, 육계 10g, 당귀 30g을 2시간 정도 끓여 우려낸 물에 개고기 2근을 넣어 보신탕을 만든다.
- 육계보양주 : 육계 30g, 정향 30g, 황기 200g, 산약 200g, 당귀 100g, 구기자 200g에 담금용 소주 5리터를 부어 한달 이상 담가 놓는다.

혈허체질자는 조혈작용이 있는 식품을 먹는다

혈허체질자는 얼굴색이 창백하거나 누렇고, 입술이 담백하다. 힘든 일을 못 하며, 가슴이 두근거리고 자주 불면에 시달린다. 머리가 어지럽고 눈이 어른거리며, 사지 말단이 저린다. 또 생리양이 적고 색이 묽다. 혀의 색은 담백하고 맥은 가늘고 힘이 없으며 혈액검사를 하면 적혈구, 백혈구, 혈소판의 수가 정상보다 적게 나타난다.

평성 식품, 온열성 식품 외에 조혈 작용이 있는 식품을 보충하여 식단을 구성한다. 한량하고 쓰거나, 신맛이 나는 식품은 피한다.

 당근, 포도, 시금치, 냉이, 미나리, 토마토, 유채, 미역, 김, 녹엽채소 및 감귤류, 동물 간, 닭고기, 소고기, 돼지고기, 양고기, 잉어, 새우, 해삼, 오징어, 갈치, 조기, 계란, 대두, 검은콩, 우유, 유제품, 땅콩, 참깨, 버터, 잣 등은 조혈작용이 우수한 식품이다.

 한방기능성 식품 중에서 조혈기능이 우수한 당귀를 이용한 약선식을 자주 먹으면 혈허체질을 개선할 수 있다.

- 황당설렁탕 : 황기 25g, 당귀 25g, 만삼 25g을 약포에 싸서 소족 500g, 파, 마늘 등 양념과 함께 끓인 후, 다시 약한 불로 2시간 정도 더 끓인다.
- 비타민 김치 : 인삼, 복령, 백출, 감초, 당귀, 숙지황, 백작약, 천궁 각 20g을 2시간 정도 끓여낸 물에 김치 양념을 버무려 2포기 정도 김치를 담근다.
- 용당양생주 : 용안육 120g, 당귀 30g, 구기자 120g, 국화 30g에 담금용 소주 5리터를 부어 한 달 이상 담가 놓는다.

음허체질자는 고추 같은 열성 식품의 섭취를 삼가야 한다

일반적으로 음허와 혈허의 주요한 차이는 음허에는 신체 기능이 항진되어 나타나는 증상이 있으나, 혈허에는 이런 증상이 나타나지 않는다는 점이다.

음허체질자는 몸이 야윈 편이다. 오후가 되면 안색이 붉어지고, 입과 목이 마르며 입술이 붉다. 때때로 가슴이 답답하고, 손바닥과 발바닥에 열이 난다. 잠이 적으며 밤에 땀을 흘리고 변비기가 있으며 소변색이 노랗다. 봄여름을 견디기 힘들어 하고 차가운 음료수를 좋아한다.

여성의 경우 생리기간이 앞당겨지고 생리색이 어둡고 양이 적다. 혀는 붉고 혓바닥에 설태가 거의 없으며, 맥이 가늘고 빠르다.

음허체질자는 성격이 조급하고 화를 잘 낸다. 이는 음이 허하여 상대적으로 몸 안에 열이 많아 신경계통에 영향을 주기 때문이다. 평소에 자기를 수양할 수 있는 책을 읽으며, 냉정하고 침착한 습관을 기른다. 과격한 운동보다는 전신순환과 근육관절을 풀어주는 가벼운 운동이 좋다.

음허체질자는 여건이 허락된다면, 여름에는 해변이나 고

산지역으로 여행하는 것이 좋다. 가을과 겨울에는 기후가 건조하여 쉽게 음(陰)이 손상 받을 수 있으므로 특별히 주의한다. 거실로 조용한 남향 방을 사용하는 것이 좋다.

음허체질자는 인체의 체액을 보충하고 항진된 대사상태를 끌어내릴 수 있는 한량한 식품이 좋다. 한량한 음식은 열량이 약간 적고 청담하다. 야채, 과일, 어류 등 청담한 식품이 좋으며 파, 마늘, 생강, 부추, 달래, 고추 등 맵고 열성이 강한 식품은 조금만 먹는다. 일반 식생활은 고단백, 저지방, 저당, 고섬유소를 원칙으로 평성 식품, 한량 식품을 중심으로 식단을 준비한다. 술, 인삼, 녹용 등을 삼간다.

다음 약선식을 자주 먹으면 음허체질을 개선할 수 있다.

- 사백산죽 : 사삼 10g, 백편두 10g, 산약 15g, 구기자 10g을 2시간 정도 끓여낸 물에 멥쌀 100g을 넣어 죽을 끓인다.

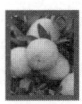 양성체질자는 인삼, 녹용을 먹지 않는다

양성체질자는 체구가 건장하며, 얼굴색이 붉고, 목소리가 높고 거칠다. 평소 자주 답답해하며 정서적으로 불안정하다. 자주 갈증을 느끼며, 시원한 것을 좋아하고 뜨거운 것을 싫어한다. 소변색은 적색을 띠는 경우도 있으며, 대변은 변비기가 있으며 냄새가 심하다.

양성체질자는 활동적이고 화를 잘 내므로, 평소 도덕수양과 의지훈련을 통하여 양호한 성격을 형성하여 의식적으로 자기를 통제할 수 있도록 한다. 태극권이나 방송공이 적합하다. 또한 각종 체육활동에 적극 참여하여 남아도는 양기를 발산시키는 것이 좋다.

항진된 대사상태를 끌어내릴 수 있는 한량 식품이 좋으며, 맵고 열성이 강한 식품은 피한다. 평소 과일, 야채, 바나나, 수박, 감, 토마토, 연근 등을 자주 먹는다. 맵고 자극성이 강한 고추, 생강, 마늘, 파 등과 쇠고기, 양고기, 닭고기, 개고기, 술, 인삼, 녹용 등과 같은 온열성 식품은 가능하면 조금만 먹는다.

기본적으로 음허체질 식품과 유사하다. 다음의 약선식을 자주 먹으면 양성체질을 개선할 수 있다.

- 산사녹두죽 : 산사 20g과 녹두 90g을 함께 끓여 죽으로 먹는다.
- 산사국화차 : 산사 30g, 결명자 30g, 국화 9g를 끓여 차로 대용한다.

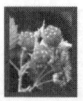 어혈체질자는 표고버섯, 검은콩이 좋다

어혈체질자는 얼굴색이 약간 검은 기가 있으며, 입술색이 어둡다. 눈언저리 색이 어두우며, 피부도 건조하다. 혹은 고정부위에 통증이 있으며, 이 통증은 야간에 심해진다. 혀는 어두운 자색을 띠고 있거나 어혈반점이 보인다. 또 맥이 가늘고 까칠하다.

낙관적 정서를 갖는 것이 혈액순환에 유리하다. 전신을 움직여 기혈순환을 도와주는 운동을 한다.

평성 및 온열 식품 중 달거나 매운맛이 있는 식품으로 식단을 구성한다. 이 밖에 양송이, 표고버섯, 유채, 검은콩, 산사 등 어혈을 없애주고 혈액순환을 촉진하는 식품이 좋다. 술을 조금씩 자주 마시고, 식초를 많이 먹는다. 산사죽 및 땅콩죽도 도움이 된다. 다음 약선식을 자주 먹으면 어혈체질을 개선할 수 있다.

- 산사죽 : 산사 20g을 멥쌀 50g과 함께 죽을 끓인다.
- 산사국화차 : 산사 30g, 결명자 30g, 국화 9g를 끓여 차로 대용한다.
- 단작궁주 : 단삼 100g, 적작약 100g, 천궁 100g, 당귀 100g에 담금용 소주 5리터를 부어 한 달 이상 담가 놓는다.

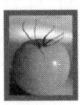 담습체질자는 다이어트를 해야 한다

담습체질자는 체형이 뚱뚱하고 근육이 물렁거린다. 그리고 기름지고 단 음식을 좋아하며, 몸이 무겁고 쉽게 피곤해 하며, 게으르고 잠이 많다. 입안도 끈적거리고 미끈거린다. 간혹 대변이 묽다. 맥은 미끄러지듯 하며 혀는 크고 혓바닥은 미끈하다.

담습체질자는 장기적인 신체단련이 필요하다. 운동량을 점점 늘려 체질을 강인하게 변화시킬 필요가 있다. 환경적으로는 습기가 있는 곳은 피하고 습한 날씨를 주의한다.

식사는 저열량, 저당, 저지방 식품의 섭취를 원칙으로 한다. 비만한 사람의 경우 섭취된 당류가 지방 형식으로 체내에 축적되기 쉬우므로 당류 섭취를 줄여야 한다. 운동량을 증가시켜 음식물의 소화나 열량 소모를 촉진시키고 체내 지방 축적을 억제시켜야 한다. 하루의 지방 섭취량을 50g 이하로 하되 참기름, 들기름, 콩기름, 옥수수기름과 같은 식물성 기름을 위주로 섭취한다. 튀김 등 기름기가 많은 음식은 지방을 많이 함유하고 있고 식욕을 자극할 수 있어 주의해야 한다. 동물 내장이나 고깃국 등은 식욕을 증진시키므로 주의해야 한다. 다음 약선식을 자주 먹으면 담습체질을 개선할 수 있다.

- 양생 다이어트죽 : 율무 20g, 팥 20g, 백편두 15g, 행인 5g, 멥쌀 150g으로 죽을 끓인다.
- 양생 다이어트차 : 결명자, 산사, 연잎, 지실, 국화, 진피 등을 갈아 1회 4g씩 매일 3번 차로 대용한다.

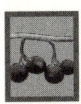 **기울체질자는 약선주를 마셔라**

기울체질자는 체형이 야위었거나 아니면 정반대로 뚱뚱한 편이다. 얼굴색이 창백하고 어두우면서도 누렇다. 어떤 때는 성질이 급하고 화를 잘 내며 쉽게 격동하고, 어떤 때는 우울해 하고 말이 없으며 답답해 한다. 때로는 한숨을 쉰다. 이런 증상은 정서의 변화에 따라 변한다. 혀는 담홍색이며, 혓바닥은 백색이고 맥은 탄탄하다.

이 체질은 성격이 내성적이고 정신적으로 항상 우울상태에 있다. 『황제내경』에 언급된 정서조절법인 "기쁨으로 우울함을 극복한다."는 원칙을 근거로 능동적으로 즐거운 활동을 찾아 참여해야 하고, 적극적으로 사회활동이나 단체 오락활동에 참여하는 것이 바람직하다. 항상 명랑하고 격렬한 음악을 들어 정서를 순화하고 재미있는 영화나 서적을 보아 생활의 정취를 드높인다.

평성 및 온열 식품으로 식단을 구성한다. 술을 조금씩 마셔 혈액순환을 돕고 정서를 고양시킨다. 오렌지, 귤, 완두, 달래, 부추, 마늘, 수수, 장미꽃, 자스민 등은 울체를 뚫어주는 효과가 좋다. 다음 약선주를 조금씩 자주 마시면 체질을 개선할 수 있다.

● 울피주 : 당귀 100g, 석창포 50g, 울금 50g, 오가피 50g, 맥문동 50g, 진피 50g, 복신 50g, 우슬 30g, 대추 50g에 담금용 소주 5리터를 부어 한 달 이상 담가 놓는다.

잘못 알기 쉬운 장수 상식

지방을 사랑하라

지방 하면 비만이 연상될 정도로 체내에 남아도는 지방은 골칫거리가 되었다. 체내에서 지방은 두 가지 중요한 역할을 한다. 하나는 열량원으로 인체가 필요로 하는 에너지를 제공하는 것이다. 물론 열량원으로 제공하고도 남는 것은 피부 밑에 보관하여 피하지방이 되거나, 내장에 붙어 뱃살의 원인이 될 수 있다. 지방의 또 다른 중요한 역할은 인체의 세포구성성분으로서의 역할이다. 세포막은 세포 내외를 구분하는 담장 역할을 하며, 세포 내부를 보호하고 필요한 물질을 교환하는 통로가 된다. 모든 세포막은 이중 지방막으로 구성되어 있다.

이렇듯이 지방은 인체에 중요한 역할을 한다. 이제 지방을 구박하지 말고 자신을 절제하여 막중한 임무를 수행하고 있는 지방을 사랑하기 바란다.

세대 계층별 건강 요소를 장악한다

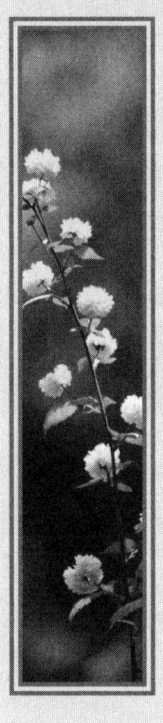

생로병사는 자연의 법칙이다. 그러므로 각 성장단계에 알맞은 요소를 장악하여 꾸준히 실천하는 것이 건강에 중요하다.

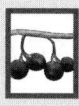 ## 태교는 태아의 신경계통 발육을 돕는다

임산부는 시종 안정되고 낙관적인 정서를 지녀야 한다. 이를 위해 문화 체육활동에 참가하고 다방면의 취미를 배양한다. 임산부의 과도한 긴장은 아드레날린 분비를 증가시켜 태아가 기형으로 발육하거나, 태어난 후 아이의 정서가 불안하여 지나치게 움직임이 많거나, 잘 울고 심지어는 젖을 먹거나 잠을 자는 데도 많은 영향을 미칠 수 있다.

태아 동작훈련은 임신 10주부터 시작한다. 침대에 누워 양손을 복부에 대고 손가락으로 가볍게 태아를 누르면, 태아가 곧 움직이기 시작한다. 이 방법은 잠자기 전에 시행하는 것이 좋으며, 임신 말기에 특히 필요하다. 이런 방법으로 적극적인 운동을 유도한 태아는 태어난 후 그렇지 않은 아이보다 빨리 걷는다.

태아 듣기훈련은 임신 13주부터 시작한다. 계획적·지속적으로 태아와 대화를 하고 시와 노래 들려주기를 하여 아이의 주의력을 환기시킨다. 이 밖에 엄마의 말소리, 새소리, 곤충의 울음소리, 물소리 등도 태아의 청각과 신경계통 발육에 좋은 효과를 나타낸다.

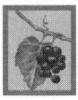 ## 임산부는 자극적인 음식과 약물을 주의한다

임신 초기에는 태아 발육이 완만하나 입덧 등이 나타난다. 이때는 자기 입맛에 맞는 식품이나 신맛을 띠어 입맛을 돋우는 과일이나 신선한 야채가 좋다. 비린 내 나거나 자극적인 음식은 피한다.

임신 중기에는 태아의 성장이 비교적 빠른 시기이므로 단백질, 칼슘, 인이 풍부한 식품을 섭취한다.

임신 말기에는 태아의 성장발육이 특별히 빠른 시기로 태아의 대뇌 발육에 중요한 시기이다.

동식물의 우량 단백질을 많이 섭취하고, 부종을 방지하기 위해 짠 음식을 피한다.

일정한 시간에 배변을 보는 습관을 기른다. 배변을 돕기 위해 물을 많이 마시고, 섬유소가 풍부한 야채와 과일을 많이 먹는다. 일반적으로 안정제, 아스피린, 테트라사이클린, 간질약 등은 복용해서는 안 된다. 그리고 약을 사용할 때는 의사의 지시를 따르는 것이 태아의 건강에 안전하다.

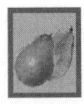 **17세까지 성장판이 열려 있다**

요즘 부모들은 자기 자식이 키가 크는 속도가 느리다고 생각한다. 주변에 키가 큰 아이들이 많다보니 상대적으로 그런 생각을 할 수도 있다. 물론 키도 유전이 될 수 있다. 유전적으로 성장호르몬 분비계통에 문제가 있는 왜소증 환자가 아닌 이상은 부모가 크면 아이들도 클 수 있는 확률이 높다.

다른 아이에 비해 키 크는 속도가 느린 것은 불규칙한 생활습관이 원인인 경우가 많다. 조기교육으로 인한 스트레스, 컴퓨터의 생활화, 맞벌이, 패스트 푸드 이런 것들이 아이들의 생활습관에 나쁜 영향을 끼쳐 발육에 영향을 줄 수 있다.

그러나 조급해 할 필요가 없다. 17세까지는 성장판이 열려 있기 때문이다. 자녀에게 칼슘이 풍부한 우유를 마시게 하고 밖에 나가 뛰놀게 하라. 햇빛은 칼슘 흡수를 촉진하는 비타민 D를 합성해줘 성장에 도움이 된다.

산약, 구기자, 만삼, 복령, 백출, 당귀, 천궁, 원지, 석창포, 녹용, 가시오가피 등을 환으로 만들어 복용하면 식욕 촉진, 소화기능 개선, 뇌세포기능 촉진, 집중력 강화, 시력 보호, 골격 성장 촉진, 조혈기능을 보완할 수 있어 영양불균형을 개선해주고 학습효과와 동시에 발육을 유도할 수 있다.

어린이 비만, 아이의 장래를 위해 먹는 것을 아껴라

미국만큼 비만 때문에 문제가 되고 있는 나라는 없다. 어떤 사람은 비만의 원인이 패스트 푸드 때문이라고 하여 패스트 푸드 회사를 상대로 하여 어마어마한 액수의 손해배상소송을 제기하기도 한다. 햄버거, 치킨, 피자 등 우리도 패스트 푸드의 그늘에 있다. 그러나 따지고 보면 패스트 푸드에 살찌게 하는 호르몬이 들어 있는 것은 아니다. 사회변천에 따른 생활습관의 문제이다. 색다르고 맛있는 음식이 많다보니 먹기는 많이 먹고, 움직임은 적어졌다. 더구나 어린이 주변에 있는 아이스크림·청량음료·과자 등이 모두가 열량덩어리이다. 비만은 이제 미국만의 문제가 아니다. 우리 아이들도 비만 문제가 심각하다.

성인 비만은 지방세포의 숫자가 늘어나지 않고 세포 내

지방함량이 높은 상태이기 때문에 한번 비만을 조정하면 다시 비만이 될 확률이 적다. 그러나 어린이 비만의 경우는 지방세포의 수와 크기가 동시에 증가하므로 비만 치료를 하여도 지방세포의 수는 변동이 없으므로 재발되기 쉽다. 그래서 비만인 어린이는 어른이 되어도 비만이 될 확률이 그만큼 크다고 볼 수 있다. 어떤 부모는 아이들이 키가 크면 자연히 비만이 해소될 것이라고 생각하고 아이들이 먹는 음식에 별로 신경 쓰지 않는다. 아이의 장래를 위해 먹는 것을 아껴라. 과자보다는 과일이나 푸딩, 청량음료보다는 생수, 햄버거 대신 보리빵 그리고 TV 시청시간과 컴퓨터 게임시간을 줄이고 운동시간을 늘려줘라.

청소년은 피로회복과 함께 집중력을 강화해야 한다

청소년기는 심리적 반성숙기로 독립성과 의뢰성이 교차로 나타나며, 변화가 비교적 심한 시기이다. 자유 분망하고 매사에 적극적이며 진취적이나 인내력, 자제력 및 판단력이 부족하고 각 방면에 충동성이 나타난다. 따라서 청소년의 심리특징에 맞게 건강한 심리소질을 배양해야 한다. 학습 이외에 취미활동과 친구와 어울리기를 권장하고, 어려운 문제에 대해 선생님 또는 부모와 대화할 수 있는 통로를 열어 놓아야 한다. 강압적인 태도보다는 잘 이해시켜 빗나가지 않도록 지도한다.

특히 요즈음 컴퓨터의 보급으로 청소년이 쉽게 음란 사이트에 접근할 수 있는 기회가 많으므로 부모들은 적절한 통제와 올바른 성교육을 병행해야 한다.

청소년은 성장발육이 매우 빠르고 대사가 왕성하므로 전면적이고 합리적인 영양섭취가 필수적이다. 특히 단백질과 열량 보충에 주의한다.

요즈음 영양의 과잉섭취로 비만이 늘어나는 추세이다. 한편으로는 다이어트 때문에 영양결핍이 초래되는 경우도 있으므로, 이런 경우는 전문가의 도움을 받아 합리적인 영양섭취가 이뤄지도록 한다.

특히 학생들은 과도한 학습으로 피곤한 상태에 있는 경우가 많으므로, 피로회복과 함께 집중력을 강화할 수 있는 조치를 취하는 것도 필요하다.

황기, 만삼, 복령, 백출, 진피, 산사, 석창포, 원지, 천궁, 단삼 등을 각각 10g씩 함께 넣고 끓여 하루 3번 마시면 피로를 해소하고 소화와 식욕을 촉진하며, 뇌기능 활성화, 시력 보호, 변비 해소 등의 효과를 나타내므로 피로회복과 함께 학습효과를 극대화시킬 수 있다.

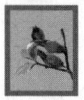 중년은 건강위험기이다

중년은 36세에서 60세 사이이다. 30세 이후부터는 신체 기능이 매년 1%씩 떨어진다. 중년은 사회, 가정 등 다방면에서 받는 스트레스로 인한 심리부담이 상당히 큰 시기로 건강위험기이다.

첫째, 마음의 안정을 취하고 고민을 줄이는 것이 중요하다. 업무적으로 너무 긴장하지 않도록 하며, 낙관적인 정서를 유지한다. 여가시간을 활용하여 긴장상태에서 벗어나 대뇌가 충분한 휴식을 취할 수 있도록 한다. 고민이 있을 때에는 동료에게 털어놓거나, 문화 체육활동을 통해 해소한다.

둘째, 과로를 해서는 안 된다. 장기간 과부하 상태로 피로가 누적되면 질병에 걸릴 수 있다. 바쁜 틈을 이용하여 각종 운동을 적절하게 한다. 공간체조, 계단 오르내리기,

자전거 타기, 걷기, 차를 기다리거나 탈 때 치아 맞부딪치기, 침 삼키기 등을 행한다. 충분한 수면은 중요한 휴식방법이다.

심리적 스트레스와 육체적 긴장상태를 완화하고 신체기능을 활성화시켜 심신의 평형을 유지시켜줄 수 있는 조치가 필요한 시기가 바로 중년기이다.

산조인, 두충, 천궁, 복령, 백출, 만삼, 오가피, 당귀, 황기, 구기자, 오미자 각 10g씩을 차로 끓여 마시면 많은 도움을 받을 수 있다.

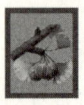 친구들과의 교류로 갱년기를 이기자

갱년기는 신체기능이 성숙기에서 쇠퇴기로 접어드는 전환점으로, 보통 45세에서 50세에 나타난다. 갱년기 증상은 여성들에게서 나타나는 경우가 많으나 남성들도 갱년기가 있다. 다만 여성들과 같이 증세가 명확하지 않아 느끼지 못하는 경우가 대부분이다. 갱년기에는 어지럼증, 두통, 이명, 불면, 답답함, 우울, 발열, 발한, 생리불순, 식욕부진 등 증상이 나타날 수 있다. 이러한 증상들은 갑작스럽게 전반적인 신체기능이 저하되면서 나타나는 증상이다.

호르몬 치료 등 여러 가지 치료 방법들이 도움을 줄 수는 있지만 근본적으로는 심리적인 안정과 생활환경을 조절하여 극복해야 한다.

우선 정신적인 자극을 피하고 답답한 일이 있으면 친구를 만나 얘기한다. 장미차를 마시는 것도 기분전환에 도움이 된다. 업무 이외에 산보, 등산, 태극권, 기공 등 운동량이 크지 않은 체육활동에 참여하여 생활의 리듬을 조절하고, 수면과 휴식을 조절하여 체중이 급속히 증가하는 것을 방지한다.

빈혈이 심할 때는 계란, 살코기, 우유 등 고단백식품 및 시금치, 토마토, 복숭아, 귤을 많이 섭취한다. 고혈압에는 버섯류, 시금치, 사과, 녹차 등이 좋으며, 소금은 적게 먹고 술, 커피, 진한 차, 후추 등 자극적인 음식은 피한다. 평소에 검은 참깨, 호두 등 보신(補腎)식품을 자주 먹는 것도 도움이 된다.

갱년기는 월경불순과 함께 자궁암 발생이 높은 시기이다. 일년에 한두 번씩 정기검사를 받는 것이 좋다.

만약 생리가 10일 이상 계속되거나, 월경과다로 빈혈증상이 나타나면 진료를 받는 것이 좋다. 폐경 후 음도출혈이

나 백대하가 자주 발생할 수 있으므로 제때에 진료를 받는 것이 좋다.

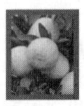 노년에는 3다 3소 음식원칙을 지킨다

　노년은 60세 이후로 체력이 약해져 병에 많이 걸린다. 그러므로 낙천적인 생각으로 병을 이길 수 있다는 믿음을 갖는 것이 중요하다. 또한 여러 문화 체육활동에 참여하여 주의력을 분산시키는 것이 좋다. 정기적으로 신체검사를 받아 미심쩍은 증상은 미리 방지하는 것도 중요하다.
　노인은 신체기능이 감퇴되어 칼슘대사에 이상이 생겨 골

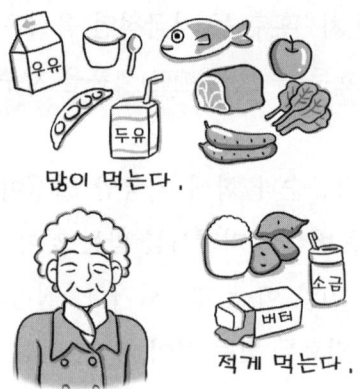

다공증이 나타나고, 심한 경우는 골절의 원인이 된다. 또한 위산 분비 감소는 칼슘의 흡수와 이용을 감소시키는 원인이 된다. 따라서 칼슘이 풍부한 우유, 유제품, 대두, 대두제품을 많이 섭취하는 것이 좋다.

체력이 약해져 병이 많은 노인은 연자, 산약, 연분, 호두, 검은콩 등 건강 장수식품을 자주 먹고, 장수 약선을 보조적으로 응용하여 식료(食療)를 행하는 것이 좋다.

노인은 소화기능이 약하므로 담백하게 먹는 것이 좋다. 어류, 살코기, 콩류, 신선한 야채와 과일 등을 많이 먹는 것이 좋다. 담백식의 원칙인 3다 3소, 즉 단백질·섬유소·비타민을 많이 섭취하고, 탄수화물·지방·소금을 적게 먹는 원칙을 지키는 것이 좋다.

노년기에는 오장육부의 기능을 전체적으로 향상시켜 줄 수 있는 기능성 약재가 도움이 된다. 우슬, 황기, 만삼, 구기자, 단삼, 천궁, 백출, 진피 등으로 차를 끓여 마시면 관절 강화, 노화 방지, 면역증진, 중풍 예방, 심장 강화, 간기능 개선, 소화기능 개선 등의 효과를 볼 수 있다.

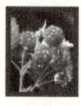 ## 과학적인 실버타운이 필요하다

65세 인구가 전체 인구의 7%를 넘으면 노령화 사회, 14%를 넘으면 노령사회라고 한다. 우리나라는 이미 노령화 사회를 넘어 노령사회로 가고 있다. 노인 인구가 증가하면 사회의 활력이 떨어지고 경제적 부담이 가중되지만 사회발전에 헌신한 노인에 대한 공경과 예우는 당연하다. 그러나 현실은 꼭 그런 것만은 아닌 것 같다.

얼마 전 절에 있는 스님들한테 앞으로 가장 염려스러운 일이 무엇인가 하는 설문조사를 하였다고 한다. 놀랍게도 노후 걱정이었다. 스님들도 이런 걱정을 하는데 일반인들은 더 말할 필요도 없다. 요즈음 장수국가 일본에서는 수상이 노인들을 필리핀으로 이주시키겠다고 하여 화제가 되었다. 일본의 노인을 필리핀 요양소에 유치하여 일본은 사회적 비용을 줄이고 필리핀은 일자리가 창출되는 효과를 동시에 얻을 수 있다는 것이다. 그러나 당사자가 느끼는 감정이 어떠할지 상상해보라.

생활수준이 높아지면서 인간의 평균수명은 점점 길어지고 있다. 사회에 부담을 주는 노인이 아닌 사회의 일원으로 건강하게 생활할 수 있는 근본적인 조치가 필요하다. 그저

건물만 지어 놓고 무슨 실버타운, 무슨 양로원 하는 식으로는 부족하다. 노인의 생리에 맞는 식단과 생활환경에 대한 고려, 적당한 운동과 일에 대한 배려를 통해 심신의 균형을 이룬 노년을 보낼 수 있는 운영시스템이 필요하다. 그 예로 중국의 요양원 시스템을 참고하면 도움을 받을 수 있다.

특히 해방군 요양원은 경관이 수려한 전국 1200곳에 시설을 갖춰 놓고 나름대로의 시스템으로 운영하고 있다. 그러나 이곳도 부족함이 많다. 앞으로 과학적인 실버타운이 필요하다.

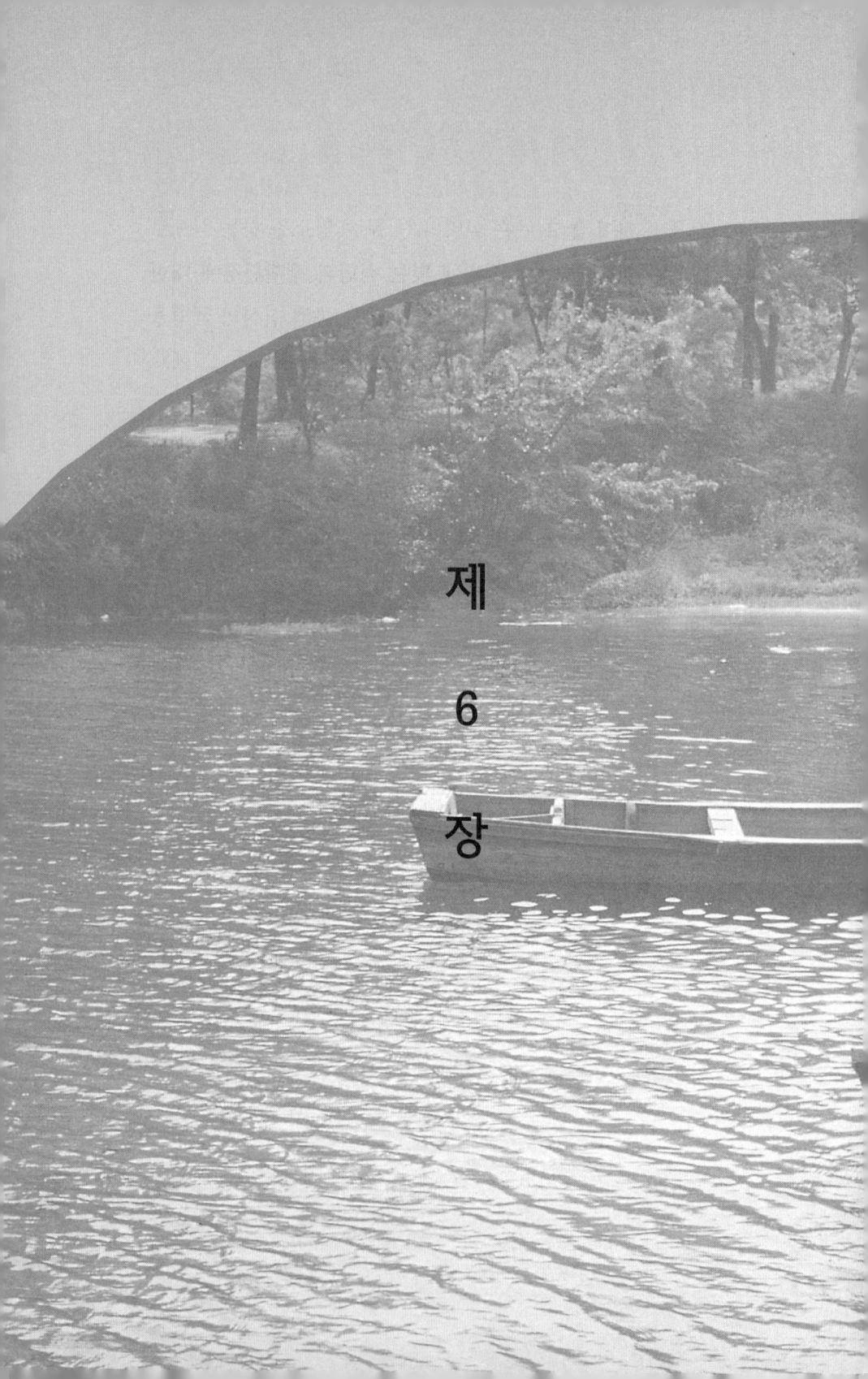

제 6 장

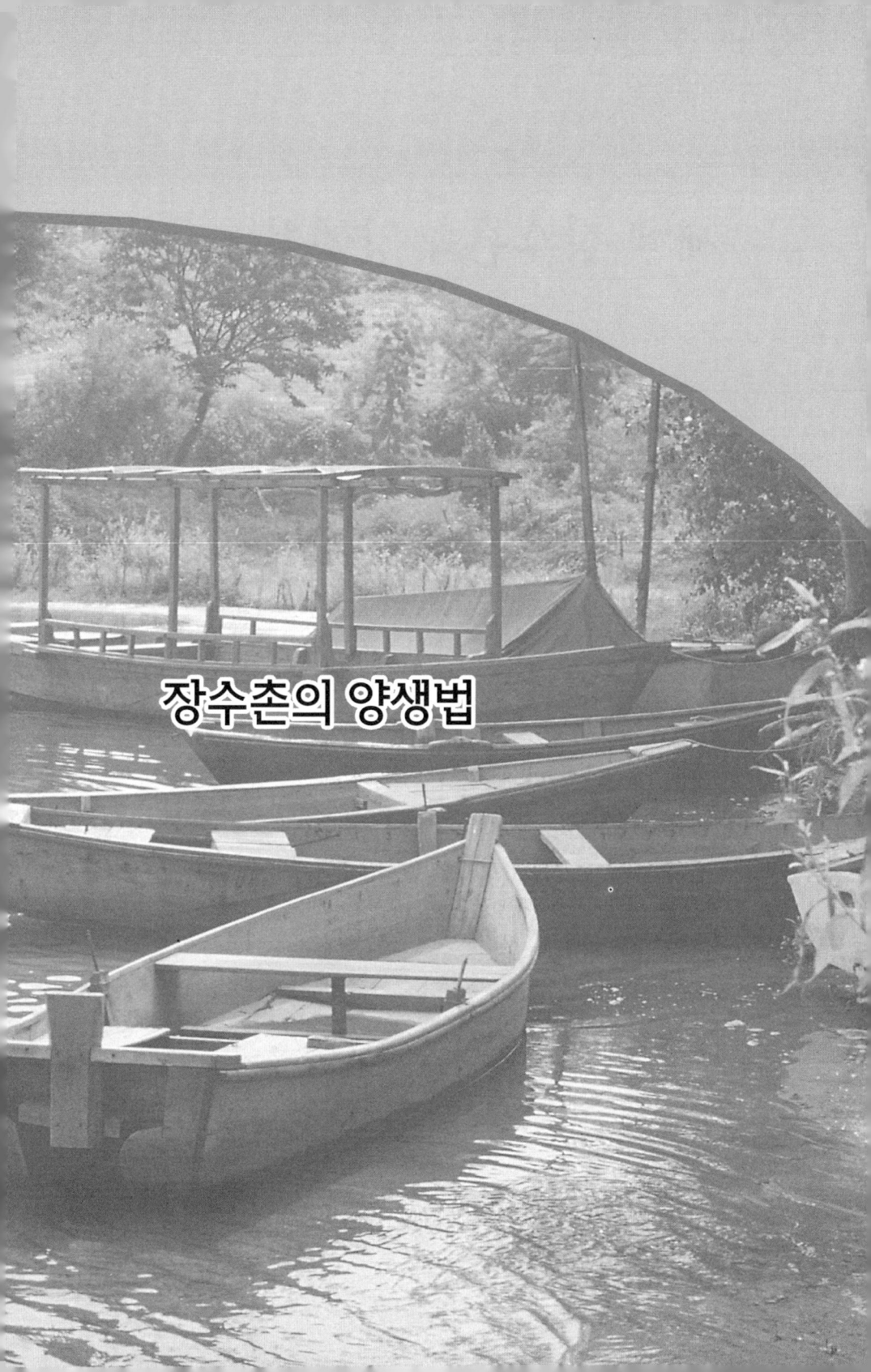

장수촌의 양생법

세계 장수촌의 양생법

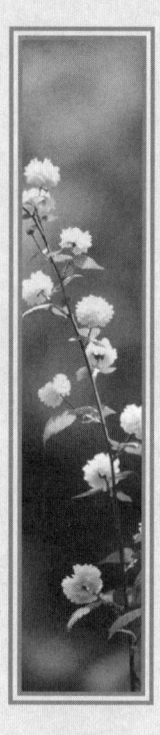

생활수준이 높아지고 의학이 발달했지만 아직도 의학은 인간의 생리적 수명을 연장시키지는 못한다. 그러나 이 지구촌에는 사람들의 발길이 닿기 힘든 오지에 소위 장수촌이라는 곳들이 있다. 여기에서는 믿기 힘들지만 100세 이상의 사람들이 아직도 정정하게 살아가고 있는 경우가 많다. 그리고 많은 사람들과 학자들은 그들의 장수비결의 비밀을 캐내려고 노력하고 있다. 과연 장수비결은 무엇일까?

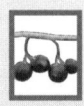 ## 세계 장수촌, 일본 오키나와

일본은 건강 장수의 천국이다. 그 중 오키나와는 인구 10만 명당 100세 이상 인구 비율이 39.5명으로 일본 내 수위를 지키는 현(縣)이다. 연평균 22℃의 따뜻한 기후와 어류, 채소, 해초, 돼지고기를 즐겨 먹는 이곳 사람들의 장수비결로는 '식습관', '활동성', '대인관계'를 꼽을 수 있다.

오키나와 사람들이 주로 먹는 기름기를 뺀 삶은 돼지고기, 어류, 야채, 해초, 콩류(類)의 섭취량은 다른 지역 사람들보다 1.5~3배 많지만, 식염 섭취량은 하루 7g 이하이다. 식사는 '만복(滿腹)'을 피해 80% 정도로 하루 세 끼를 꼭 먹는다.

오키나와 사람들은 끊임없이 움직이는 전통이 있다. 농사·옷감 염색·해초 채취 등 생업을 계속하고, 운동·자원봉사·노인회 활동을 즐긴다.

고령에도 지역사회 내 역할이나 이웃과의 교류를 노년까지 지속해 건강한 삶을 유지할 수 있다

이 밖에 오키나와 사람들에게는 건강한 가족애와 부부애가 함께 했으며, 장수인을 공경하고 스스로도 만수(萬壽)의 혜택에 감사하는 전통이 있다.

오키나와 사람들의 장수비결은 식이섬유나 복합 탄수화물을 많이 함유한 저지방 저칼로리 식사, 규칙적인 운동, 스트레스 줄이기, 긴밀한 가족 결속력, 정신적 유대감으로 정리된다. 결국 가족, 이웃과 친밀한 유대관계를 형성하는 것이 삶에 대한 의욕과 안정감을 주어 인간수명에 결정적인 역할을 하는 것으로 조사되었다.

 세계 장수촌, 파키스탄 훈자마을

훈자는 파키스탄 북부 카라코람 산맥지대에 있는 세계적인 장수촌이다. 해발 7,788미터의 히말라야와 파미르 고원에서 뻗어나온 7천 여 미터의 라카푸시봉, 울탄봉, 파수콘봉이 바로 눈앞에 병풍처럼 펼쳐져 있다. 하늘로 솟은 하얀 포플러에 둘러싸인 훈자는 히말라야의 만년설이 녹아내리는 인더스 상류의 계곡 물과 푸른 살구나무 숲으로 한 폭의 그림을 이룬다.

훈자인들은 11세기에 이슬람교를 받아들이면서 하나의 가족 공동체를 이루며 지금껏 정체성을 지켜 오고 있다.

맑은 공기와 쾌적한 환경에서 정신적인 풍요로움을 누리

며, 밭에 나가 적당히 일하고 자연에 순응하며 겸허히 살아간다.

훈자인들이 주로 먹는 음식은 옥수수와 밀가루로 만든 빵(흙벽 오븐에 굽는다)에 요구르트, 살구 넥타인 차무스, 살구씨 기름에 살짝 튀긴 치즈 부침개, 무라고 하는 살구술 등이다.

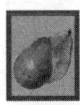 세계 장수촌, 중국 신장

중국의 신장성 위그르족 자치구에 중심도시인 투루판은 오래 전부터 동과 서를 잇는 주요한 교역로였다. 중국 내에서 위그르족이 가장 많이 살고 있는 이곳은 온도 변화가 심한 곳이다. 중국 내에서도 가장 더운 곳으로 최고 기온이 47.5℃, 지표 온도는 70℃나 된다. 그러나 해가 지면 온도가 급강하하여 15℃ 이하로 내려간다. 겨울에는 영하 30℃까지 내려가는 열악한 자연환경이다.

반사막지대이므로 채소재배가 안 되지만 오아시스 지역과 텐산 산맥 계곡에서 끌어들인 물을 이용하여 수박, 포도, 멜론, 포도 등 신선한 과일이 다량으로 재배된다. 사람들은 시장에서 갖가지 과일들과 대추, 살구 같은 말린 과일을 손수레에 가득 쌓아놓고 판다. 위그르인들은 가축을 키우거나 농사를 짓는 사람이 많으며 거의 대부분이 이슬람교를 믿고 있다. 위그르족이 가장 좋아하는 음식으로는 양고기와 넓적한 빵을 꼽을 수 있다.

낮에는 덥고 밤에는 추운 환경 속에서도 위그르족의 100세가 넘는 노인들은 젊은이 못지 않은 활동을 한다. 노인들은 낮에는 말을 타고 양이나 야크 떼를 몰고 다니는데, 매일 신선한 공기를 마시는 이런 유산소 운동이 장수의 비결이라고 한다. 주민들 대다수가 일을 하는 데에도 무리하는 법이 없으며, 격렬한 긴장이나 스트레스 받는 일도 별로 없는 낙천적인 성격을 갖고 있다. 장수를 연구하는 학자들은 나이에 관계없이 부지런한 생활 자세와 적당한 육체적인 운동이 노화를 지연시키고 건강에 활력을 불어넣는다고 보고 있다. 이곳에 살고 있는 위그르족 의사가 밝힌 장수비결은 다음과 같다.

첫째, 성격들이 개방적이고 활달하다.

둘째, 3대나 4대가 함께 어울리는 대가족 제도 아래 이슬람교를 독실하게 믿고 산다.

셋째, 해가 뜨면 일어나서 양떼 등을 몰고 나가 일하고 해가 지면 잠자는 규칙적인 생활을 한다.

넷째, 포도·멜론·수박·살구 등 신선한 과일을 많이 먹는다.

다섯째, 기름기 없는 육류를 먹으며 약을 가능한 먹지 않는다.

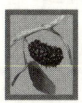 세계 장수촌, 에콰도르 빌카밤바

고원과 밀림, 강과 사막, 해안과 산악이 절묘한 조화를 이룬 에콰도르 공화국은 남아메리카 대륙의 북서쪽에 위치한 나라이다.

에콰도르의 지방 도시인 로하에서 42km 떨어진 곳에는 빌카밤바 마을이 있다. 이곳은 세계적으로 유명한 장수촌으로 이 마을에는 100세가 넘는 노인이 젊은이 못지 않게 활발하게 활동한다. 대부분의 주민들이 술과 담배를 즐기는 편인데 어떻게 이곳이 세계적인 장수촌이 되었을까?

이곳 사람들은 무공해의 산림에서 생산되는 바나나, 콩, 옥수수 같은 섬유질이 풍부한 농산물을 날것으로 먹고 쇠고기, 돼지고기, 닭고기 등 고기류는 거의 안 먹는다. 미국

암협회에서 곡물, 채소와 과일을 즐겨 먹고 고기 등은 가급적 피하는 것이 건강에 좋다고 한 발표를 고려할 때 빌카밤바 주민들의 식생활은 확실히 장수에 도움을 주는 것 같다.

'성스러운 골짜기'라는 뜻을 가진 빌카밤바는 안데스 산맥의 고원지대에 있는 산골마을이다. 학자들은 이곳 사람들의 장수 요인으로 안데스 산맥 특유의 맑은 물과 공기, 아카시아의 일종인 위르카가 방출하는 산소와 주민들의 합리적인 식생활, 소박한 마음가짐 등을 꼽는다.

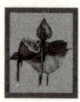 우리나라 장수마을, 산간지역으로 이동중

통계청 자료에 의하면 2001년 12월 현재 우리나라에는 주민등록상 총 2228명(남자 168명, 여자 2060명)의 100세 이상 노인이 살고 있다. 100세 이상 장수인(長壽人)은 전북 순창군, 경북 예천군, 전남 보성군, 전남 영광군, 경남 거창군, 전남 곡성군 등에 많이 거주하고 있는 것으로 확인되었다. 순창군은 인구 10만 명당 100세 이상 인구 비율이 28.9명으로 전국 최고를 기록했다.

또한 1990년대 전남 해안 및 제주도에 국한되었던 장수마을이 2000년대 들어 지리산을 축으로 소백산맥과 노령산맥을 잇는 중산간(中山間) 지역으로 이동했다는 사실이 확인되었다. 중산간 지역은 공기가 맑고 건조하며, 기복이 심한 지형을 오르내리기 때문에 운동량이 많고, 신선한 채소를 1년 내내 먹을 수 있는 지역이다.

남성 장수 지역 10개 시·군 가운데 9곳이 강원도에 속하고, 여성 장수 지역 10개 시·군 가운데 9곳이 제주·전남 지역에 편중되어 있다는 사실도 밝혀졌다. 대표적인 남성 장수 지역은 강원도 인제·화천군, 여성 장수 지역은 북제주군으로 나타났다. 65세 이상 인구 가운데 85세 이상 인구 비율을 의미하는 '장수도(長壽度)'란 개념을 도입한 결과, 인제와 화천의 남성 장수도는 각각 7.99%와 7.78%였다. 북제주군의 여성 장수도는 11.89%로 나타났다.

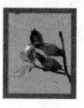 한국인의 장수비결

그 동안 우리나라 사람의 장수에 대한 체계적인 조사나 통계가 많지 않았다. 그도 그럴 것이 70년 전 만해도 평균 수명이 40을 못 넘겼으니 장수에 대해서는 생각할 겨를이 없었다. 경제발전과 함께 평균수명이 길어져 2003년에는 여성의 평균수명이 최초로 80세가 넘었고 남성은 74세에 이르렀다고 한다. 최근 우리 사회도 장수에 관한 관심이 점점 높아가면서 학계를 중심으로 체계적인 조사가 이뤄지고 있다.

다음에 소개하는 한국인의 장수비결은 2002년 서울대 의대 박상철 교수팀이 전국 25개 시·군에 사는 150여 명의 백세인(百歲人)을 조사한 결과 중 일부를 발췌하여 정리한 것이다. 전문적이고 폭넓은 조사팀이 참여하여 결과를 도출하였으므로 비교적 객관적인 가치를 인정할 만하다. 참고하면 장수에 많은 도움이 될 수 있을 것이다.

1. 전통 식단으로 일정량을 규칙적으로 식사한다

우리나라 백세인들은 채소류(98.4%)와 콩류(90.5%), 해조류(88.9%) 등을 즐겼고 짠 음식(55.6%), 죽·수프류(46%), 튀김류(41.3%) 등은 피했다.

주식으로는 잡곡밥보다 절대적으로 쌀밥을 선호했고, 부식은 생야채보다 반드시 나물이나 무침 형태의 조리된 야채를 섭취했다. 김치·간장·된장·고추장 등의 발효 식품은 절대적인 필수식품이었다.

　백세인들은 '밥+국+반찬'을 고루 갖춘 식사를 규칙적으로 하고 있었다. 조사 대상 백세인의 92.1%가 하루 세 끼, 특히 아침을 꼬박꼬박 챙겨 먹었으며 식사량이 매끼 일정한 것도 특징이었다. 식사 시간은 5~30분으로 일반인과 비슷했다. 그리고 필요한 칼로리의 섭취를 위해 장수인들은 소식만 하는 게 아니라, 활동량에 비례한 충분한 열량을 섭취했다.

　백세 장수인들의 건강한 식생활이란 특별하고 별난 것이 아니라, 전통적인 식단으로 일정한 양을 규칙적으로, 가족과 함께 식사할 수 있는 것이 가장 중요하다는 점을 분명하게 보여주고 있다. 또한 유별난 음식을 선호할 것이 아니라, 우리 조상 대대로 내려온 우리 전통음식이 장수식단으로서 충분한 가치를 가지고 있다는 것을 보여주고 있었다.

2. 규칙적인 생활습관으로 자연의 리듬과 생체의 리듬을 조율한다

　우리나라 백세인들은 하루 평균 9시간 잠을 잤으며, 절반 이상(54%)은 매일 낮잠을 즐겼다. 백세인의 공통점은 기상부터 취침까지 매일 '시계같이 규칙적인 생활'을 하고 있었다는 점이다. 애당초 술을 안 마신 백세인이 77%였으며, 백세인의 2/3는 담배를 피운 경험이 없다고 말했다. 백세인의 21%는 1주일에 2~3번 이상 술을 마시고 있었으며, 13%는 담배를 피우고 있었다.

백세인의 3%는 나이가 들면서 술을 끊었고 21%는 금연을 했다. 백세인은 언제나 몸을 따뜻하게 보호하였으며, 백세인의 57%는 신앙을 가져 심신건강을 돌보았다.

이와 같이 백세인들은 규칙적인 생활을 통해 생체 리듬이 깨지는 것을 최대한 막았던 것이다. 자연의 리듬과 생체의 리듬을 조율하는 것은 장수의 가장 중요한 요소 가운데 하나다.

3. 사교적이며 적극적인 성격을 지닌다

한국의 백세인들은 바깥일에 대해서는 태평하고 낙관적인 경우가 많았다.

그러나 자신의 이익과 관련된 일에는 결코 태평하거나 느긋하지 않았다. 고집을 세우는 사람이 많았고, 자신의 건강은 스스로 챙겼으며, 불만을 가슴에 담아두는 경우도 드물었다. 사교적이고 적극적인 성격도 공통점이었다.

4. 가족관계가 화목하고 고부간의 갈등이 없다

장수한 사람은 가족관계도 화목했다. 백세인의 대부분이 며느리와 같이 살고 있었다. 오랜 세월을 서로 친구처럼 의지하는 고부(姑婦)는 함께 장수하고 있었다. 가족과의 유대를 지속하고 사회적 관계망을 유지하는 것은 노년기에 중요한 사회·심리적 소속감을 제공해 준다. 따라서 가족은 노년기 정신건강 유지에 매우 중요한 생활환경이다.

5. 항상 신체를 적극적으로 움직인다

백세인을 대상으로 한 여러 조사에서 공통적으로 부각되는 것은 장수인들이 부지런하다는 점과 항상 신체를 적극적으로 움직인다는 사실이다.

세계적으로 유명한 장수지역의 대부분이 평야지대가 아니라 산간지역이라는 점을 먼저 주목해 보자. 일본의 장수지역 오키나와에도 섬 북쪽 산간지역에 장수마을이 밀집해 있다. 또 우리나라 백세인 조사에서도 장수지역은 지리산을 중심으로 펼쳐진 중산간 지역이 많았다. 이들 지역은 건조한 공기를 갖는 고산지대로서 기복이 심한 지형이 많아서 희박한 공기와 함께 생활을 지속하기 위해서는 많은 신체 활동량이 필요했다. 활동 상태가 좋을수록 혈장 알부민 수준도 높게 나타났다. 이들은 특히 손아귀 힘이 세 나이가 들어서도 정상인들처럼 농사일을 했으며, 힘이 있는 한 햇볕을 쬐러 외출을 했다.

6. 적절한 성생활로 정신적 건강을 유지한다

노년기 성생활과 물리적 건강과의 인과관계를 증명하기는 어렵지만 노년기 성생활이 정신적 건강에는 도움이 된다는 결론을 얻었다. "70~80대에도 성생활을 한다는 것은 부부의 사기를 높여 삶을 윤택하게 만든다."고 했다. 마음이 즐겁기 때문에 장수에도 도움이 된다는 것이다.

따라서 늙어서 성관계를 가지면 건강에 해롭다거나 장수에 도움이 안 된다는 속설은 '사실무근'이라고 전문가들은 말한다.

잘못 알기 쉬운 장수 상식

우리 몸에도 균이 많다

여름철이 되면 냉면육수나 아이스크림에서 대장균이 검출되었다는 보도를 심심치 않게 접한다. 대장균은 대장, 즉 우리 몸의 큰창자에서 살기 때문에 대장균이라 이름을 붙였다. 우리 몸의 온도가 37℃이니 당연히 대장균은 온도가 높은 여름철에 잘 번식한다. 원래 대장균은 인체에 해로운 병원균이 아니다. 단지 위생의 지표로서 대장균을 이용하는 것이다. 대장균이 검출되었다는 것은 그만큼 위생상태가 불량하다는 지표가 되는 것이다. 대장에는 대장균 이외에 여러 종의 유산균들도 증식하며 대장이 제 기능을 하도록 한다. 이런 우리 몸에 유리한 기능을 하는 균들의 집단을 정상 균총이라 한다. 항생제를 많이 복용하면 정상 균총에 영향을 주어 대장의 기능이상으로 설사를 하는 경우도 있다.

또한 외부에서 바이러스나 균들이 체내로 침입하여 잠복해 있는 경우도 많다. 피부는 외부의 균들에 대한 1차적인 보호막이 된다. 호흡기나 피부를 통과한 균들은 체내의 면역체계에 의해 다시 견제를 받는다. 체질이 강한 사람은 저항성이 강해 문제가 되지 않지만 체질이 약한 사람은 병에 걸릴 수 있다. 또 한 부류의 사람은 균과 면역체계가 서로 휴전상태를 유지하는 소위 보균자가 된다. 이런 경우는 몸이 피곤하거나 허약해져 체내 면역기능이 떨어지면 균이 활동하여 문제를 일으킨다. 밤새워 일한 후 피곤할 때 입 주변에 생기는 붉은 염증은 허피스 바이러스 때문에 생기는 것이다. 허피스 바이러스 외에 간염 바이러스, 결핵균 등의 보균자가 많다. 그러나 보균 자체가 문제는 아니다. 몸을 건강한 상태로 유지하여 면역체계가 정상적으로 작동될 수 있는 환경을 만들면 전혀 문제가 되지 않는다.

가림출판사 · 가림M&B · 가림Let's에서 나온 책들

문 학

바늘구멍
켄 폴리트 지음 / 홍영의 옮김
미국 추리작가 협회의 최우수 장편상을 받은 초유의 베스트 셀러로 전쟁을 통한 두뇌싸움을 치밀하고 밀도 있게 그려낸 추리소설. 신국판 / 342쪽 / 5,300원

레베카의 열쇠
켄 폴리트 지음 / 손연숙 옮김
최고의 모험, 폭력, 음모 그리고 미국적인 열정 속에 담긴 두 남녀의 사랑이야기를 독자들의 상상을 뒤엎는 확실한 긴장감으로 마지막까지 흥미진진한 켄 폴리트의 장편 추리소설.
신국판 / 492쪽 / 6,800원

암병선
니시무라 쥬코 지음 / 홍영의 옮김
암병선을 무대로 인간생명의 존엄성을 지키기 위해 불의와 맞서는 시라도리 선장의 꿋꿋한 의지와 애절한 암환자들의 심리가 생생하게 묘사된 근래 보기드문 걸작.
신국판 / 300쪽 / 4,800원

첫키스한 얘기 말해도 될까
김정미 외 7명 지음
이 시대의 젊은 작가 8명이 가슴속 깊이 간직했던 나만의 소중한 이야기를 살짝 털어놓은 상큼한 비밀 이야기.
신국판 / 228쪽 / 4,000원

사미인곡 上·中·下
김충호 지음
파란만장한 일생을 보낸 정철의 생애를 통해 난세를 살아가는 우리에게 삶의 지혜와 기쁨을 선사하는 대하 역사 소설.
신국판 / 각 권 5,000원

이내의 끝자리
박수완 스님 지음
앞만 보고 살아가는 우리에게 자신을 뒤돌아볼 수 있는 여유를 갖게 해주는 승려시인의 가슴을 울리는 주옥 같은 시집.
국판변형 / 132쪽 / 3,000원

너는 왜 나에게 다가서야 했는지
김충호 지음
세상에 대한 사랑의 아픔, 그리움, 영혼에 대한 고뇌를 달래야 했던 시인이 살아 있는 영혼을 지닌 이들에게 전하는 사랑의 메시지. 국판변형 / 124쪽 / 3,000원

세계의 명언
편집부 엮음
위인이나 유명인들의 글, 연설문 혹은 각 나라에서 전해져 오는 속담을 통하여 지난날을 되새겨보는 백과전서로서, 오늘을 반성하는 교과서로서, 그리고 미래를 설계하는 참고서로서 역할을 해줄 것이다. 신국판 / 322쪽 / 5,000원

여자가 알아야 할 101가지 지혜
제인 아서 엮음 / 지창국 옮김
남녀가 함께 살면서 경험으로 터득한 의미심장하면서도 재미있는 조언들을 발췌한 내용으로 독신의 삶을 청산하려는 이들이 알아야 할 유용하고 상상력 풍부한 힌트로 가득찬 감동의 메시지이다. 4·6판 / 132쪽 / 5,000원

현명한 사람이 읽는 지혜로운 이야기
이정민 엮음
현대를 살아가는 우리들에게 삶의 가치를 부여해주고 자기 성찰의 기회를 갖게 해준다. 신국판 / 236쪽 / 6,500원

성공적인 표정이 당신을 바꾼다
마츠오 도오루 지음 / 홍영의 옮김
자신뿐만 아니라 주위 사람들의 마이너스 사고를 플러스 사고로 바꾸어서 사람의 마음을 움직이며, 그리고 사람의 마음에 남는 최고의 웃는 얼굴을 만드는 비법 총망라!
신국판 / 240쪽 / 7,500원

태양의 법
오오카와 류우호오 지음 / 민병수 옮김
불법 진리 사상의 윤곽과 그 목적·사명을 명백히 함으로써 한 사람 한사람의 인간이 깨달음을 추구하고 영적으로 깨우치기 위한 명확한 방향을 제시하였다. 신국판 / 246쪽 / 8,500원

영원의 법
오오카와 류우호오 지음 / 민병수 옮김
일찍이 설해졌던 적도 없고 앞으로도 설해지지 않을 구원의 진리를 한 권의 책에 이론적 형태로 응축한 기본 삼법의 완결편.
신국판 / 240쪽 / 8,000원

석가의 본심
오오카와 류우호오 지음 / 민병수 옮김
석가모니의 사고방식을 현대인들에 맞게 써 현대인들이 친근하게 석가모니에게 다가설 수 있게 한 불교 가이드서.
신국판 / 246쪽 / 10,000원

옛 사람들의 재치와 웃음
강형중·김경익 편저
옛 사람들의 재치와 해학을 통해 한문의 묘미를 터득하고 한자를 재미있게 배우며 유머감각까지 높일 수 있는 일석삼조의 효과 만점. 신국판 / 316쪽 / 8,000원

지혜의 쉼터
쇼펜하우어 지음 / 김충호 엮음

쇼펜하우어의 철학체계를 통하여 풍요로운 삶의 지혜를 얻고 기쁨을 얻을 수 있도록 꾸며 놓은 철학이야기.
4·6판 양장본 / 160쪽 / 4,300원

헤세가 너에게
헤르만 헤세 지음 / 홍영의 엮음

순수한 애정과 자유를 갈구하는 헤세의 아름다운 세상을 통한 깨끗한 정신세계를 공유할 수 있는 기회를 제공.
4·6판 양장본 / 144쪽 / 4,500원

사랑보다 소중한 삶의 의미
크리슈나무르티 지음 / 최윤영 엮음

금세기 최고의 사상가이자 철학자인 크리슈나무르티가 인간의 정신적 사고의 구조와 본질을 규명하여 인간의 삶에 대한 가장 완벽한 해답을 제시. 신국판 / 180쪽 / 4,000원

장자-어찌하여 알 속에 털이 있다 하는가
홍영의 엮음

동양 사상의 저변에 흐르고 있는 자연의 경외감을 유감없이 표현한 장자를 통하여 인간 본연의 자세로 돌아가 나를 돌아보는 계기를 만들어 주는 책. 4·6판 / 180쪽 / 4,000원

논어-배우고 때로 익히면 즐겁지 아니한가
신도희 엮음

인간에게 필요불가결한 윤리와 도덕생활의 교훈들을 평이한 문체로 광범위하게 집약한 논어의 모든 것!!
4·6판 / 180쪽 / 4,000원

맹자-가까이 있는데 어찌 먼 데서 구하려 하는가
홍영의 엮음

반성과 자책을 통해 잃어버린 양심을 수습하고 선으로 복귀할 것을 천명하는 맹자 사상의 집대성!! 4·6판 / 180쪽 / 4,000원

아름다운 세상을 만드는 사랑의 메시지 365
DuMont monte Verlag 엮음 / 정성호 옮김

독일에서 출간 이후 1백만 권 이상 판매된 베스트셀러. 특별히 소중한 사람을 행복하게 만드는 독창적인 사랑고백법 365가지를 수록한 마음이 따뜻해지는 책.
4·6판 변형 양장본 / 240쪽 / 8,000원

황금의 법
오오카와 류우호오 지음 / 민병수 옮김

불법진리의 연구 및 공부를 통하여 종교적 깨달음의 깊이를 더해 주는 불서. 신국판 / 320쪽 / 12,000원

왜 여자는 바람을 피우는가?
기젤라 룬테 지음 / 김현성·진정미 옮김

각계 각층의 여자들과의 인터뷰를 바탕으로 하여 여자들이 바람 피우는 이유를 진솔하게 해부한 여성 탐구서.
국판 / 200쪽 / 7,000원

건 강

식초건강요법
건강식품연구회 엮음 / 신재용(해성한의원 원장) 감수

가장 쉽게 구할 수 있고 경제적인 식품이면서 상상할 수 없을 정도로 뛰어난 약효를 지닌 식초의 모든 것을 담은 건강지침서! 신국판 / 224쪽 / 6,000원

아름다운 피부미용법
이순희(한독피부미용학원 원장) 지음

피부조직에 대한 기초 이론과 우리 몸의 생리를 알려줌으로써 아름다운 피부, 젊은 피부를 오래 유지할 수 있는 비결 제시!

신국판 / 296쪽 / 6,000원

버섯건강요법
김병각 외 6명 지음

종양 억제율 100%에 가까운 96.7%를 나타내는 기적의 약용버섯 등 신비의 버섯을 통하여 암을 치료하고 비만, 당뇨, 고혈압, 동맥경화 등 각종 성인병 예방을 위한 생활 건강 지침서!
신국판 / 286쪽 / 8,000원

성인병과 암을 정복하는 유기게르마늄
이상헌 편저 / 카오 샤오이 감수

최근 들어 각광을 받고 있는 새로운 치료제인 유기게르마늄을 통한 성인병, 각종 암의 치료에 대해 상세히 소개.
신국판 / 312쪽 / 9,000원

난치성 피부병
생약효소연구원 지음

현대의학으로도 치유불가능했던 난치성 피부병인 건선·아토피(태열)의 완치요법이 수록된 건강 지침서.
신국판 / 232쪽 / 7,500원

新 방약합편
정도명 편역

자신의 병을 알고 증세에 맞춰 스스로 처방을 할 수 있고 조제할 수 있는 보약 506가지 수록. 신국판 / 416쪽 / 15,000원

자연치료의학
오홍근(신경정신과 의학박사·자연의학박사) 지음

대한민국 최초의 자연의학박사가 밝힌 신비의 자연치료의학으로 자연산물을 이용하여 부작용 없이 치료하는 건강 생활 비법 공개!! 신국판 / 472쪽 / 15,000원

약초의 활용과 가정한방
이인성 지음

주변의 흔한 식물과 약초를 활용하여 각종 질병을 간편하게 예방·치료할 수 있는 비법제시. 신국판 / 384쪽 / 8,500원

역전의학
이시하라 유미 지음 / 유태종 감수

일반상식으로 알고 있는 건강상식에 대해 전혀 새로운 관점에서 비판하고 아울러 새로운 방법들을 제시한 건강 혁명 서적!!
신국판 / 286쪽 / 8,500원

이순희식 순수피부미용법
이순희(한독피부미용학원 원장) 지음

자신의 피부에 맞는 관리법으로 스스로 피부관리를 할 수 있는 방법을 제시하고 책 속 부록으로 천연팩 재료 사전과 피부 타입별 팩 고르기. 신국판 / 304쪽 / 7,000원

21세기 당뇨병 예방과 치료법
이현철(연세대 의대 내과 교수) 지음

세계 최초 유전자 치료법을 개발한 저자가 당뇨병과 대항하여 가장 확실하게 이길 수 있는 당뇨병에 대한 올바른 이론과 발병시 대처 방법을 상세히 수록! 신국판 / 360쪽 / 9,500원

신재용의 민의학 동의보감
신재용(해성한의원 원장) 지음

주변의 흔한 먹거리를 이용하여 신비의 명약이나 보약으로 활용할 수 있는 건강 지침서로서 저자가 TV나 라디오에서 다 밝히지 못한 한방 및 민간요법까지 상세히 수록!!
신국판 / 476쪽 / 10,000원

치매 알면 치매 이긴다
배오성(백상한방병원 원장) 지음

B.O.S.요법으로 뇌세포의 기능을 활성화시키고 엔돌핀의 분비 효과를 극대화시켜 증상에 맞는 한약 처방을 병행하여 치매를 치유하는 획기적인 치유법 제시. 신국판 / 312쪽 / 10,000원

21세기 건강혁명 밥상 위의 보약 생식
최경순 지음

항암식품으로, 다이어트식으로, 젊고 탄력적인 피부를 유지할 수 있게 해주는 자연식으로의 생식을 소개하여 현대인들의 건강 길라잡이가 되도록 하였다. 신국판 / 348쪽 / 9,800원

기치유와 기공수련
윤한홍(기치유 연구회 회장) 지음

누구나 노력만 하면 개발할 수 있고 활용할 수 있는 기 수련 방법과 기치유 개발 방법 소개. 신국판 / 340쪽 / 12,000원

만병의 근원 스트레스 원인과 퇴치
김지혁(김지혁한의원 원장) 지음

만병의 근원인 스트레스를 속속들이 파헤치고 예방법까지 속 시원하게 제시!! 신국판 / 324쪽 / 9,500원

김종성 박사의 뇌졸중 119
김종성 지음

우리나라 사망원인 1위. 뇌졸중 분야의 최고 권위자인 저자가 일상생활에서의 건강관리부터 환자간호에 이르기까지 뇌졸중의 예방, 치료법 등 모든 것 수록. 신국판 / 356쪽 / 12,000원

탈모 예방과 모발 클리닉
장정훈 · 전재홍 지음

미용적인 측면과 우리가 일상적으로 고민하고 궁금해 하는 털에 관한 내용들을 다양하고 재미있게 예들을 들어가면서 흥미롭게 풀어간 것이 이 책의 특징. 신국판 / 252쪽 / 8,000원

구태규의 100% 성공 다이어트
구태규 지음

하이틴 영화배우의 다이어트 체험서.
저자만의 다이어트법을 제시하면서 바람직한 다이어트에 대해서도 알려준다. 건강하게 날씬해지고 싶은 사람들을 위한 필독서! 4·6배판 변형 / 240쪽 / 9,900원

암 예방과 치료법
이춘기 지음

암환자와 가족들을 위해서 암의 치료방법에서부터 합병증의 예방 및 암이 생기기 전에 알 수 있는 방법에 이르기까지 상세하게 해설해 놓은 책. 신국판 / 296쪽 / 11,000원

알기 쉬운 위장병 예방과 치료법
민영일 지음

소화기관인 위와 관련 기관들의 여러 질환을 발병 원인, 증상, 치료법을 중심으로 알기 쉽게 해설해 놓은 건강서.
신국판 / 328쪽 / 9,900원

이온 체내혁명
노보루 야마노이 지음 / 김병관 옮김

새로운 건강관리 이론으로 주목을 받고 있는 음이온을 통해 건강을 돌볼 수 있는 방법 제시. 신국판 / 272쪽 / 9,500원

어혈과 사혈요법
정지천 지음

침과 부항요법 등을 사용하여 모든 질병을 다스릴 수 방법과 우리 주변에서 흔하게 접할 수 있는 각 질병의 상황별 처치를 혈자리 그림과 함께 해설. 신국판 / 308쪽 / 12,000원

약손 경락마사지로 건강미인 만들기
고정환 지음

경락과 민족 고유의 정신 약손을 결합시킨 약손 성형경락 마사지로 수술하지 않고도 자신이 원하는 부위를 고치는 방법을 제시하는 건강 미용서. 4×6배판 변형 / 284쪽 / 15,000원

정유정의 LOVE DIET
정유정 지음

널리 알려진 온갖 다이어트 방법으로 살을 빼려고 노력했던 저자의 고통스러웠던 다이어트 체험담이 실려 있어 지금 살 때문에 고민하는 사람들이 가슴에 와 닿는 나만의 다이어트 계획을 나름대로 세울 수 있을 것이다.
4×6배판 변형 / 196쪽 / 10,500원

머리에서 발끝까지 예뻐지는 부분다이어트
신상만 · 김선민 지음

한약을 먹거나 침을 맞아 살을 빼는 방법, 아로마요법을 이용한 다이어트법, 운동을 이용한 부분비만 해소법 등이 실려 있으므로 나에게 맞는 방법을 선택해 날씬하고 예쁜 몸매를 만들 수 있을 것이다. 4×6배판 변형 / 196쪽 / 11,000원

알기 쉬운 심장병 119
박승정 지음

서울아산병원 심장 내과에 있는 저자가 심장병에 관해 심장질환이 생기는 원인, 증상, 치료법을 중심으로 내용을 상세하게 해설해 놓은 건강서. 신국판 / 248쪽 / 9,000원

알기 쉬운 고혈압 119
이정균 지음

생활 속의 고혈압에 관해 일반인들이 관심을 가지고 예방할 수 있도록 고혈압의 원인, 증상, 합병증 등을 상세하게 해설해 놓은 건강서. 신국판 / 304쪽 / 10,000원

여성을 위한 부인과질환의 예방과 치료
차선희 지음

남성들에게는 말할 수 없는 증상들로 고민하고 있는 여성들을 위해 부인암, 골다공증, 빈혈 등 부인과질환을 원인 및 치료방법을 중심으로 설명한 여성건강 정보서.
신국판 / 304쪽 / 10,000원

알기 쉬운 아토피 119
이승규 · 임승엽 · 김문호 · 안유일 지음

감기처럼 흔하지만 암만큼 무서운 아토피 피부염의 원인에서부터 증상, 치료방법, 임상사례, 민간요법을 적용한 환자들의 경험담 등 수록.　신국판 / 232쪽 / 9,500원

120세에 도전한다
이권행 지음

아프지 않고 건강하게 오래 살기를 바라는 현대인들에게 우리 체질에 맞는 식생활습관, 심신 활동, 생활습관, 체질별 · 나이별 양생법을 소개. 장수하고픈 독자들의 궁금증을 풀어줄 것이다.　신국판 / 308쪽 / 11,000원

교 육

우리 교육의 창조적 백색혁명
원상기 지음

자라나는 새싹들이 기본적인 지식과 사고를 종합적 · 창조적으로 발전시켜 창조적인 사고능력을 배양할 수 있도록 한 교육지침서.　신국판 / 206쪽 / 6,000원

육아아이디어 263
생활컨설턴트그룹 엮음 / 한양심 옮김

세상에서 가장 예쁘고 소중한 우리 아기에게 언제나 여유로우면서도 무슨 일이든 척척 처리하는 현명한 신세대 엄마가 되기 위한 최신 육아 정보 수록.　신국판 / 318쪽 / 6,000원

현대생활과 체육
조창남 외 5명 공저

각종 현대병의 원인과 예방 및 운동요법에 대한 이론과 요즘 각광받는 골프 · 스키 · 볼링 등의 레저스포츠 총망라한 생활체육 총서.　신국판 / 340쪽 / 10,000원

퍼펙트 MBA
IAE유학네트 지음

기존의 관련 도서들과는 달리 Top MBA로 가는 길을 상세하고 완벽하게 수록. 가장 완벽하고 충실한 최신 정보 제공.
신국판 / 400쪽 / 12,000원

유학길라잡이 I -미국편
IAE유학네트 지음

미국의 교육제도 및 유학을 가기 위해서 준비해야 할 절차, 미국 현지 생활 정보, 최신 비자정보 등을 한눈에 볼 수 있는 유학길잡이.　4 · 6배판 / 372쪽 / 13,900원

유학길라잡이 II - 4개국편
IAE유학네트 지음

영어권 국가인 영국 · 캐나다 · 호주 · 뉴질랜드의 현지 정보 · 교육제도 및 각 국가별 학교의 특화된 교육내용 완전 수록!!
4 · 6배판 / 348쪽 / 13,900원

조기유학길라잡이.com
IAE유학네트 지음

영어권으로 나이 어린 자녀를 유학보내기 위해 준비중인 학부모 및 준비생들이 반드시 읽어야 할 필독서!!
영어권 나라의 교육제도 및 학교별 데이터를 완벽하게 수록하여 유학정보서의 질을 한 단계 상승시킨 결정판!!
4 · 6배판 / 428쪽 / 15,000원

현대인의 건강생활
박상호 외 5명 공저

현대인들의 건강한 삶을 위한 사회체육의 중요성을 강조. 건강과 체력 증진을 위한 기본상식, 노인과 건강 등 이론과 스쿼시 · 스키 · 윈드 서핑 등 레저스포츠 등의 실기편으로 이루어진 알찬 내용 수록.　4 · 6배판 / 268쪽 / 15,000원

천재아이로 키우는 두뇌훈련
나카마츠 요시로 지음 / 민병수 옮김

머리가 좋은 아이로 키우기 위한 환경 만들기, 식사, 운동 등 연령별 두뇌 훈련법 소개.　국판 / 288쪽 / 9,500원

테마별 고사성어로 익히는 한자
김경익 지음

세글자, 네글자로 이루어진 고사성어를 통해 실용한자를 익히고 성어 속에 담긴 의미도 오늘에 맞게 재해석 해보는 한자 학습서.　4 · 6배판 변형 / 248쪽 / 9,800원

生生 공부비법
이은승 지음

국내 최초 수학과외 수출의 주인공 이은승이 개발한 자기만의 맞춤식 공부학습법 소개. 공부도 하는 법을 알면 목표를 달성할 수 있다고 용기를 북돋우어 주는 실전 공부 비법서.
신국판 변형 / 272쪽 / 9,500원

취미 · 실용

김진국과 같이 배우는 와인의 세계
김진국 지음

포도주 역사에서 분류, 원료 포도의 종류와 재배, 양조 · 숙성 · 저장, 시음법, 어울리는 요리와 와인의 유통과 소비, 와인시장의 현황과 전망, 와인 판매 요령, 와인의 보관과 재고의 회전, '와인 양조 비밀의 모든 것'을 동영상으로 제작한 CD까지, 와인의 모든 것이 담긴 종합학습서.　국배판 변형양장본(올 컬러판) / 208쪽 / 30,000원

경제 · 경영

CEO가 될 수 있는 성공법칙 101가지
김승룡 편역

또 한 번의 경제위기를 겪고 있는 우리의 현실을 극복하고 일어설 수 있는 리더로서의 역할과 책임에 대한 명확한 해답을 제시해줄 것이다.   신국판 / 320쪽 / 9,500원

정보소프트
김승룡 지음

홍수처럼 쏟아지는 정보를 수집·분석하여 효과적으로 활용하는 방법을 총망라한 정보 전략 완벽 가이드!!
신국판 / 324쪽 / 6,000원

기획대사전
다카하시 겐코 지음 / 홍영의 옮김

기획에 관련된 모든 사항을 실례와 도표를 통하여 초보자에서 프로기획맨에 이르기까지 효율적으로 활용할 수 있도록 체계적으로 총망라하였다.   신국판 / 552쪽 / 19,500원

맨손창업·맞춤창업 BEST 74
양혜숙 지음

창업대행 현장 전문가가 추천하는 유망업종 7가지 주제별로 나누어 수록한 맞춤창업서로 창업예비자들에게 창업의 길을 밝혀줄 발로 뛰면서 만든 실무 지침서!!
신국판 / 416쪽 / 12,000원

무자본, 무점포 창업! FAX 한 대면 성공한다
다카시로 고시 지음 / 홍영의 옮김

완벽한 FAX 활용법을 제시하여 가장 적은 자본으로 창업하려는 예비자들에게 큰 투자를 필요로 하지 않으면서 성공을 이끌어주는 길라잡이가 되는 실무 지침서.
신국판 / 226쪽 / 7,500원

성공하는 기업의 인간경영
중소기업 노무 연구회 편저 / 홍영의 옮김

무한경쟁시대에서 각 기업들의 다양한 경영 실태 속에서 인사·노무 관리 개선에 있어서 기업의 효율을 높이고 발전을 이룰 수 있는 원칙을 제시함.   신국판 / 368쪽 / 11,000원

21세기 IT가 세계를 지배한다
김광희 지음

21세기 화두로 떠오른 IT혁명의 경쟁력에 대해서 전문가의 논리적이고 철저한 해설과 더불어 매장 끝까지 실제 사례를 곁들여 설명.   신국판 / 380쪽 / 12,000원

경제기사로 부자아빠 만들기
김기태·신현태·박근수 공저

날마다 배달되는 경제기사를 꼼꼼히 챙겨보는 사람만이 현대 생활에서 부자가 될 수 있다. 언론인의 현장감각과 학자의 전문성을 접목시킨 것이 이 책의 특성! 누구나 이 책을 읽고 경제 원리를 체득, 경제예측을 할 수 있게 준비된 생활경제서적.
신국판 / 388쪽 / 12,000원

포스트 PC의 주역 정보가전과 무선인터넷
김광희 지음

포스트 PC의 주역으로 급부상하고 있는 정보가전과 무선인터넷 그리고 이를 구현하기 위한 관련 테크놀러지를 체계적으로 소개.   신국판 / 356쪽 / 12,000원

성공하는 사람들의 마케팅 바이블
채수명 지음

최근의 이론을 보완하여 내놓은 마케팅 관련 실무서. 마케팅의 정보전략, 핵심요소, 컨설팅실무까지 저자의 노하우와 창의적인 이론이 결합된 마케팅서.   신국판 / 328쪽 / 12,000원

느린 비즈니스로 돌아가라
사카모토 게이이치 지음 / 정성호 옮김

미국식 스피드 경영에 익숙해져 현실의 오류를 간과하고 있는 사람들을 위한 어떻게 팔 것인가보다 무엇을 팔 것인가를 차분히 설명하는 마케팅 컨설턴트의 대안 제시서!
신국판 / 276쪽 / 9,000원

적은 돈으로 큰돈 벌 수 있는 부동산 재테크
이원재 지음

700만 원으로 부동산 재테크에 뛰어들어 100배 불린 저자가 부동산 재테크를 계획하고 있는 사람들이 반드시 알아두어야 할 내용을 경험담을 담아 해설해 놓은 경제서.
신국판 / 340쪽 / 12,000원

바이오혁명
이주영 지음

21세기 국가간 경쟁부문으로 새로이 떠오르고 있는 바이오혁명에 관한 기초지식을 언론사에 몸담고 있는 현직 기자가 아주 쉽게 해설해 놓은 바이오 가이드서. 바이오 관련 용어 해설 수록.   신국판 / 328쪽 / 12,000원

두뇌혁명
나카마츠 요시로 지음 / 민병수 옮김

『뇌내혁명』하루야마 시게오의 추천작!!
어른들을 위한 두뇌 개발로, 풍요로운 인생을 만들기 위한 '뇌'와 '몸' 자극법 제시.   4·6판 양장본 / 288쪽 / 12,000원

성공하는 사람들의 자기혁신 경영기술
채수명 지음

자기 계발을 통한 신지식 자기경영마인드를 갖추어야 한다는 전제 아래 그 방법을 자세하게 알려주는 자기계발 지침서.
신국판 / 344쪽 / 12,000원

CFO
교텐 토요오·타하라 오키시 지음 / 민병수 옮김

일반인들에게 생소한 용어인 CFO. 세계화에 발맞추어 기업이 경쟁력을 갖추려면 CFO, 즉 최고 재무책임자의 역할이 지금까지와는 완전히 달라져야 한다. 이에 기업을 이끌어가는 새로운 키잡이로서의 CFO의 역할, 위상 등을 일본의 기업을 중심으로 하여 알아보고 바람직한 방향을 제시한다.
신국판 / 312쪽 / 12,000원

네트워크시대 네트워크마케팅
임동학 지음

학력, 사회적 지위 등에 관계 없이 자신이 노력한 만큼 돈을 벌 수 있는 네트워크마케팅에 관해 알려주는 안내서.

신국판 / 376쪽 / 12,000원
성공리더의 7가지 조건
다이앤 트레이시 · 윌리엄 모건 지음 / 지창영 옮김

개인과 팀, 조직관계의 개선을 위한 방향제시 및 실천을 위한 안내자 역할을 해주는 책. 현장에서 활용할 수 있는 실용서.
신국판 / 360쪽 / 13,000원

김종결의 성공창업
김종결 지음

누구나 창업을 할 수는 있지만 아무나 돈을 버는 것은 아니다 라는 전제 아래 중견 연기자로서, 음식점 사장님으로 성공한 탤런트 김종결의 성공비결을 통해 창업전략과 성공전략을 제시한다. 신국판 / 340쪽 / 12,000원

최적의 타이밍에 내 집 마련하는 기술
이원재 지음

부동산을 통한 재테크의 첫걸음 '내 집 마련'의 결정판. 체계적이고 한눈에 쏙 들어 오는 '내 집 장만 과정'을 쉽게 풀어놓은 부동산재테크서. 신국판 / 248쪽 / 10,500원

주 식

개미군단 대박맞이 주식투자
홍성걸(한양증권 투자분석팀 팀장) 지음

초보에서 인터넷을 활용한 주식투자까지 필자의 현장에서의 경험을 바탕으로 한 주식 성공전략의 모든 정보 수록.
신국판 / 310쪽 / 9,500원

알고 하자! 돈 되는 주식투자
이길영 외 2명 공저

일본과 미국의 주식시장을 철저한 분석과 데이터화를 통해 한국 주식시장의 투자의 흐름을 파악함으로써 한국 주식시장에서의 확실한 성공전략 제시!! 신국판 / 388쪽 / 12,500원

항상 당하기만 하는 개미들의 매도 · 매수타이밍 999% 적중 노하우
강경무 지음

승부사를 꿈꾸며 와신상담하는 모든 이들에게 희망의 등불이 될 것을 확신하는 Jusicman이 주식시장에서 돈벌고 성공할 수 있는 비결 전격공개!! 신국판 / 336쪽 / 12,000원

부자 만들기 주식성공클리닉
이창희 지음

저자의 경험담을 섞어서 주식이란 무엇인가를 풀어서 써놓은 주식입문서. 초보자와 자신을 성찰해볼 기회를 가지려는 기존의 투자자를 위해 태어났다. 신국판 / 372쪽 / 11,500원

선물 · 옵션 이론과 실전매매
이창희 지음

선물과 옵션시장에서 일반인들이 실패하는 원인을 분석하고, 반드시 지켜야 할 투자원칙에 따라 유형별로 실전 매매 테크닉을 터득함으로써 투자를 성공적으로 할 수 있게 한 지침서!!
신국판 / 372쪽 / 12,000원

너무나 쉬워 재미있는 주가차트
홍성무 지음

주식시장에서는 차트 분석을 통해 주가를 예측하는 투자자만이 주식투자에서 성공하므로 차트에서 급소를 신속, 정확하게 뽑아내 매매타이밍을 잡는 방법을 알려주는 주식투자 지침서.
4 · 6배판 / 216쪽 / 15,000원

역 학

역리종합 만세력
정도명 편저

현존하는 만세력 중 최장 기간을 수록하였으며 누구나 이 책을 보고 자신의 사주를 쉽게 찾아보고 맞춰 볼 수 있게 하였다.
신국판 / 532쪽 / 10,500원

작명대전
정보국 지음

독자들 스스로 작명할 수 있도록 한글 소리 발음에 입각한 작명의 원리를 밝힌 길라잡이서. 신국판 / 460쪽 / 12,000원

하락이수 해설
이천교 편저

점서학인 하락이수를 직역으로 풀어 놓아 원작자의 깊은 뜻을 원형 그대로 전달하고 원문을 공부하려는 사람들에게 도움이 되는 해설서이다. 신국판 / 620쪽 / 27,000원

현대인의 창조적 관상과 수상
백운산 지음

관상학을 터득하여 적절히 운명에 대처해 나감으로써 어느 분야에서든지 성공적인 삶을 누릴 수 있는 비법을 전해줄 것이다. 신국판 / 344쪽 / 9,000원

대운용신영부적
정재원 지음

수많은 역사와 신비로운 영험을 지닌 1,000여 종의 부적과 저자가 수십 년간 연구 · 개발한 200여 종의 부적들을 집대성한 국내 최대의 영부적이다. 신국판 양장본 / 750쪽 / 39,000원

사주비결활용법
이세진 지음

컴퓨터와 역학의 만남!! 운명의 숨겨진 비밀을 꿰뚫어 보는 신녹현사주 방정식의 모든 것을 수록.
신국판 / 392쪽 / 12,000원

컴퓨터세대를 위한 新 성명학대전
박용찬 지음

이름 속에 운명을 바꾸는 비결이 있다. 태어난 아기 이름은 물론 개명 · 상호 · 아호 짓는 법까지 사람이 살아가면서 필요한 모든 이름 짓기가 총망라되어 각자의 개성과 사주에 맞게 이름을 짓는 작명비법을 수록. 신국판 / 388쪽 / 11,000원

길흉화복 꿈풀이 비법
백운산 지음

길몽과 흉몽을 구분하여 그림과 함께 보기 쉽게 엮었으며, 특히 요즘 신세대 엄마들에게 관심이 많은 태몽이 여러 가지로 자세하게 풀이되어 있다. 신국판 / 410쪽 / 12,000원

새천년 작명컨설팅
정재원 지음

혼자 배워야 하는 독자들도 정말 이해하기 쉽도록 구성된 신세대 부모를 위한 쉽고 좋은 아기 이름만들기의 결정판.
신국판 / 470쪽 / 13,000원

백운산의 신세대 궁합
백운산 지음

남녀궁합 보는 법뿐만 아니라 인간관계, 출세, 재물, 자손문제, 건강문제, 성격, 길흉관계 등을 미리 규명할 수 있도록 쉽게 풀어놓았다. 신국판 / 304쪽 / 9,500원

동자삼 작명학
남시모 지음

최초의 한글 성명학으로 한글의 독창성·우수성·과학성을 운명철학 차원에서 검증한, 한국사람에게 알맞은 건물명·상호·물건명 등의 이름을 자신에게 맞는 한글이름으로 지을 수 있는 작명비법을 제시한다. 신국판 / 496쪽 / 15,000원

구성학의 기초
문길여 지음

방위학의 모든 것을 통하여 개인의 일생운·결혼운·사고운·가정운·부부운·자식운·출세운을 성공적으로 이끄는 비법 공개. 신국판 / 412쪽 / 12,000원

법률 일반

여성을 위한 성범죄 법률상식
조명원(변호사) 지음

성희롱에서 성폭력범죄까지 여성이었기 때문에 특히 말 못하고 당해야만 했던 이 땅의 여성들을 위한 성범죄 법률상식서. 사례별 법적 대응방법 제시. 신국판 / 248쪽 / 8,000원

아파트 난방비 75% 절감방법
고영근 지음

예비역 공군소장이 잘못 부과된 아파트 난방비를 최고 75%까지 줄일 수 있는 방법을 구체적인 법적 근거를 토대로 작성한 아파트 난방비 절감방법 제시. 신국판 / 238쪽 / 8,000원

일반인이 꼭 알아야 할 절세전략 173선
최성호(공인회계사) 지음

세법을 제대로 알면 돈이 보인다. 현직 공인중개사가 알려주는 합법적으로 세금을 덜 내고 돈을 버는 절세전략의 모든 것! 신국판 / 392쪽 / 12,000원

변호사와 함께하는 부동산 경매
최환주(변호사) 지음

새 상가건물임대차보호법에 따른 권리분석과 채무자나 세입자의 권리방어기법은 제시한다. 또한 새 민사집행법에 따른 각 사례별 해설도 수록. 신국판 / 404쪽 / 13,000원

혼자서 쉽고 빠르게 할 수 있는 소액재판
김재용·김종철 공저

나홀로 소액재판을 할 수 있도록 소장작성에서 판결까지의 실제 재판과정을 상세하게 수록하여 이 책 한 권이면 모든 것을 완벽하게 해결할 수 있다. 신국판 / 312쪽 / 9,500원

"술 한 잔 사겠다"는 말에서 찾아보는 채권·채무
변환철 지음

일반인들이 꼭 알아야 할 채권·채무에 관한 법률 사항을 빠짐없이 수록. 신국판 / 408쪽 / 13,000원

알기쉬운 부동산 세무 길라잡이
이건우 지음

부동산에 관련된 모든 세금을 알기 쉽게 단계별로 해설. 합리적이고 탈세가 아닌 적법한 절세법 제시.
신국판 / 400쪽 / 13,000원

알기쉬운 어음, 수표 길라잡이
변환철(변호사) 지음

어음, 수표의 발행에서부터 도난 또는 분실한 경우의 공시최고와 제권판결에 이르기까지 어음, 수표 관련 법률사항을 쉽고 상세하게 압축해 놓은 생활법률서. 신국판 / 328쪽 / 11,000원

제조물책임법
강동근·윤종성 공저

제품의 설계, 제조, 표시상의 결함으로 소비자가 피해를 입었을 때 제조업자가 배상책임을 져야 하는 제조물책임 시대를 맞아 제조업자가 갖춰야 할 법률적 지식을 조목조목 설명해 놓은 법률서. 신국판 / 368쪽 / 13,000원

생활 법률

부동산 생활법률의 기본지식
대한법률연구회 지음 / 김원중 감수

부동산관련 기초지식과 분쟁해결을 위한 노하우, 테크닉을 제시하고 권두 특집으로 주택건설종합계획과 부동산 관련 정부 주요 시책을 소개하였다. 신국판 / 480쪽 / 12,000원

고소장·내용증명 생활법률의 기본지식
하태웅 지음

스스로 고소·고발장을 작성할 수 있도록 예문과 서식을 함께 소개. 또 민사소송에 대해서도 자세하게 설명.
신국판 / 440쪽 / 12,000원

노동 관련 생활법률의 기본지식
남동희 지음

4만 여 건 이상의 무료 상담을 계속하고 있는 저자의 상담 사례를 통해 문답식으로 풀어나가는 노동 관련 생활법률 해설의 최신 결정판. 신국판 / 528쪽 / 14,000원

외국인 근로자 생활법률의 기본지식
남동희 지음

외국인 연수협력단의 자문위원으로 오랜 시간 실무를 접했던 저자의 경험을 바탕으로 외국인 근로자의 체류자격 및 취업자격 등 법적 문제와 법률적 지위를 상세하게 다루었다.
신국판 / 400쪽 / 12,000원

계약작성 생활법률의 기본지식
이상도 지음

국민생활과 직결된 계약법의 기초를 이루는 핵심 기본지식을 간단명료한 해설 및 관련 계약서 작성 예문과 함께 제시.

신국판 / 560쪽 / 14,500원

지적재산 생활법률의 기본지식
이상도·조의제 공저

현대 산업사회에서 중요시되고 있는 특허, 실용신안, 의장, 상표, 저작권, 컴퓨터프로그램저작권 등 지적재산의 모든 것을 체계화하여 한 권으로 요약하였다. 신국판 / 496쪽 / 14,000원

부당노동행위와 부당해고 생활법률의 기본지식
박영수 지음

노사관계 핵심사항인 부당노동행위와 정리해고·징계해고를 중심으로 간단 명료한 해설과 더불어 대법원 판례, 노동위원회에 의한 구제절차, 소송절차 및 노동부 업무처리지침을 소개.
신국판 / 432쪽 / 14,000원

주택·상가임대차 생활법률의 기본지식
김운용 지음

전세입자들이 보증금 반환소송이나 민사소송, 경매절차까지의 기본적인 흐름을 알 수 있도록 인터넷을 통한 실제 법률 상담을 전격 수록. 신국판 / 480쪽 / 14,000원

하도급거래 생활법률의 기본지식
김진홍 지음

경제적 약자인 하도급업자를 위하여 하도급거래 관련 필수적인 법률사안들을 쉽게 해설함과 동시에 실무에 필요한 12가지 하도급표준계약서를 소개. 신국판 / 440쪽 / 14,000원

이혼소송과 재산분할 생활법률의 기본지식
박동섭 지음

이혼과 관련하여 해결해야 할 법률문제들을 저자의 실무경험을 바탕으로 명쾌하게 해설하였다. 아울러 약혼이나 사실혼파기로 인한 위자료문제도 함께 다루어 가정문제로 고민하는 사람들에게 길잡이가 되도록 하였다. 신국판 / 460쪽 / 14,000원

부동산등기 생활법률의 기본지식
정상태 지음

등기를 하지 않으면 어떤 위험이 따르고, 등기를 하면 어떤 효력이 생기는가! 등기신청은 어떻게 하며, 필요한 서류는 무엇이고, 등기종류에는 어떤 것들이 있는가 등 부동산등기 전반에 걸쳐 일반인이 꼭 알아야 할 법률상식을 간추려 간단, 명료하게 해설하였다. 신국판 / 456쪽 / 14,000원

기업경영 생활법률의 기본지식
안동섭 지음

사업을 구상하고 있는 사람이나 현재 경영하고 있는 사람 및 관리실무자에게 필요한 법률을 체계적으로 알려주고 관련 법률서식과 서식작성 예문도 함께 소개.
신국판 / 466쪽 / 14,000원

교통사고 생활법률의 기본지식
박정무·전병찬 공저

교통사고 당사자가 쉽게 응용할 수 있도록 단계별 해결책을 제시함과 동시에 사고유형별 Q&A를 통하여 상세한 법률자문 역할을 하였다. 신국판 / 480쪽 / 14,000원

소송서식 생활법률의 기본지식
김대환 지음

일상생활과 밀접한 소송서식을 중심으로 소장작성부터 판결을 받을 때까지 그 서식작성요령을 서식마다 항목별로 자세하게 설명하였다. 신국판 / 480쪽 / 14,000원

호적·가사소송 생활법률의 기본지식
정주수 지음

개명, 성·본 창설, 취적절차 및 법원의 허가 및 판결에 의한 호적정정절차, 친권·후견절차, 실종선고·부재선고절차에 상세한 해설과 함께 신고서식 작성요령과 구비할 서류 및 재판절차에 대하여 자세히 설명. 신국판 / 516쪽 / 14,000원

상속과 세금 생활법률의 기본지식
박동섭 지음

상속재산분할, 상속회복청구, 유류분반환청구, 상속세부과처분취소 등 상속관련 사건들을 해결하는 데 도움이 되도록 상속법과 상속세법을 상세하게 함께 수록.
신국판 / 480쪽 / 14,000원

담보·보증 생활법률의 기본지식
류창호 지음

살아가다 보면 담보를 제공하거나 보증을 서는 일이 비일비재하다. 이렇게 담보를 제공하거나 보증을 섰는데 문제가 생겼을 때의 해결방법을 법조항 설명과 함께 실례를 실어 알아 본다.
신국판 / 436쪽 / 14,000원

소비자보호 생활법률의 기본지식
김성천 지음

소비자의 권리 실현 보장 관련 법률 및 소비자 파산 문제를 상세한 해설·판례와 함께 모두 수록. 신국판 / 504쪽 / 15,000원

처 세

성공적인 삶을 추구하는 여성들에게 우먼파워
조안 커너 · 모이라 레이너 공저 / 지창영 옮김

사회의 여성을 향한 냉대와 편견의 벽을 깨뜨리고 성공적인 삶을 이루려는 여성들이 갖추어야 할 자세 및 삶의 이정표 제시!!
신국판 / 352쪽 / 8,800원

聽 이익이 되는 말 話 손해가 되는 말
우메시마 미요 지음 / 정성호 옮김

직장이나 집안에서 언제나 주고받는 일상의 화제를 모아 실음으로써 대화의 참의미를 깨닫고 비즈니스를 성공적으로 이끌기 위한 대화술을 키우는 방법 제시!! 신국판 / 304쪽 / 9,000원

성공하는 사람들의 화술테크닉
민영욱 지음

개인간의 사적인 대화에서부터 대중을 위한 공적인 강연에 이르기까지 어떻게 말하고 어떻게 스피치를 할 것인가에 관한 지침서. 신국판 / 320쪽 / 9,500원

부자들의 생활습관 가난한 사람들의 생활습관
다케우치 야스오 지음 / 홍영의 옮김

경제학의 발상을 기본으로 하여 사람들이 살아가면서 생활에서 생각해 볼 수 있는 이익을 보는 생활습관과 손해를 보는 생활습관을 수록, 독자 자신에게 맞는 생활습관의 기본 전략을 설계할 수 있도록 제시. 신국판 / 320쪽 / 9,800원

코끼리 귀를 당긴 원숭이-히딩크식 창의력을 배우자
강충인 지음

코끼리와 원숭이의 우화를 히딩크의 창조적 경영기법과 리더십에 대비하여 자기혁신, 기업혁신을 꾀하는 창의력 개발법을 제시. 신국판 / 208쪽 / 8,500원

성공하려면 유머와 위트로 무장하라
민영욱 지음

21세기에 들어 새로운 추세를 형성하고 있는 말 잘하기. 이러한 추세에 맞추어 현재 스피치 강사로 활약하고 있는 저자가 말을 잘하는 방법과 유머와 위트를 만들고 즐기는 방법을 제시한다. 신국판 / 292쪽 / 9,500원

등소평의 오뚝이전략
조창남 편저

중국 역사상 정치 · 경제 · 학문 등의 분야에서 최고 위치에 오른 리더들의 인재활용, 상황 극복법 등 처세 전략 · 전술을 통해 이 시대의 성공인으로 자리매김하는 해법 제시.
신국판 / 304쪽 / 9,500원

노무현 화술과 화법을 통한 이미지 변화
이현정 지음

현재 불교방송에서 활동하고 있는 이현정 아나운서의 화술 길라잡이서. 노무현 대통령의 독특한 화술과 화법을 통해 리더로서, 성공인으로서 갖추어야 할 화술 화법을 배우는 화술 실용서. 신국판 / 320쪽 / 10,000원

성공하는 사람들의 토론의 법칙
민영욱 지음

다양한 사람들의 다양한 욕구를 하나로 응집시키는 수단으로 등장하고 있는 토론에 관해 간단하고 쉽게 제시한 토론 길라잡이서. 신국판 / 280쪽 / 9,500원

명 상

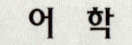

명상으로 얻는 깨달음
달라이 라마 지음 / 지창영 옮김

티베트의 정신적 지도자이자 실질적 지도자인 달라이 라마의 수많은 가르침 가운데 현대인에게 필요해지고 있는 인내에 대한 이야기. 국판 / 320쪽 / 9,000원

어 학

2진법 영어
이상도 지음

2진법 영어의 비결을 통해서 기존 영어학습 방법의 단점을 말끔히 해소시켜 주는 최초로 공개되는 고효율 영어학습 방법. 적은 시간을 투자하여 영어의 모든 것을 획기적으로 향상시킬 수 있는 비법을 제시한다. 4 · 6배판 변형 / 328쪽 / 13,000원

한 방으로 끝내는 영어
고제윤 지음

일상생활에서의 이야기를 바탕으로 하는 영어강의로 영어문법은 재미없고 지루하다고 생각하는 이 땅의 모든 사람들의 상식을 깨면서 학습 효과를 높이기 위한 공부방법을 제시하는 새로운 영어학습서. 신국판 / 316쪽 / 9,800원

한 방으로 끝내는 영단어
김승엽 지음 / 김수경 · 카렌다 감수

일상생활에서 우리가 무심코 던지는 영어 한마디가 당신의 영어수준을 드러낸다는 사실을 깨닫게 하는 영어 실용서. 풍부한 예문을 통해 참영어를 배우겠다는 사람, 무역업이나 관광 안내업에 종사하는 사람, 영어권 나라로 이민을 가려는 사람들에게 많은 도움을 줄 것이다. 4 · 6배판 변형 / 236쪽 / 9,800원

해도해도 안 되던 영어회화 하루에 30분씩 90일이면 끝낸다
Carrot Korea 편집부 지음

온라인과 오프라인을 넘나들면서 영어학습자들의 각광을 받고 있는 린다의 현지 생활 영어 수록. 교과서에서 배울 수 없었던 생생한 실생활 영어를 90일 학습으로 모두 끝낼 수 있다.
4 · 6배판 변형 / 260쪽 / 15,000원

바로 활용할 수 있는 기초생활영어
김수경 지음

다양한 상황에 대처할 수 있도록 인사나 감정 표현, 전화나 교통, 장소 및 기타 여러 사항에 관한 기초생활영어를 총망라.
신국판 / 240쪽 / 10,000원

바로 활용할 수 있는 비즈니스영어
김수경 지음

해외 출장시, 외국의 바이어 접견시 기본적으로 사용할 수 있는 상황별 센텐스를 수록하여 해외 출장 준비 및 외국 바이어 접견을 완벽하게 끝낼 수 있게 했다.
신국판 / 252쪽 / 10,000원

생존영어55
홍일록 지음

살아 있는 영어를 익힐 수 있는 기회 제공. 반드시 알아야 할 핵심 센텐스를 저자가 미국 현지에서 겪었던 황당한 사건들과 함께 수록, 재미도 느낄 수 있다. 신국판 / 224쪽 / 8,500원

이팅 지침서. 각단계별 동작을 한눈에 알아볼 수 있도록 세부 동작별 일러스트 수록. 4·6배판 변형 / 172쪽 / 11,000원

배스낚시 테크닉
이종건 지음

현재 한국배스스쿨에서 강사로 활약하고 있는 아마추어 배스 낚시꾼이 중급 수준의 배스 낚시꾼들이 자신의 실력을 한 단계 업그레이드 시킬 수 있도록 루어의 활용, 응용법 등을 상세하게 해설. 4·6배판 변형 / 440쪽 / 20,000원

나도 디지털 전문가 될 수 있다!!!
이승훈 지음

깜찍한 디자인과 간편하게 휴대할 수 있다는 장점 때문에 새로운 생활필수품으로 자리를 잡아가고 있는 디카·디캠을 짧은 시간 안에 쉽게 배울 수 있도록 해놓은 초보자를 위한 디카·디캠길라잡이서. 4·6배판 / 320쪽 / 19,200원

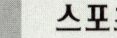

스포츠

수열이의 브라질 축구 탐방 삼바 축구, 그들은 강하다
이수열 지음

축구에 대한 관심만으로 각 나라의 축구팀, 특히 브라질 축구팀에 애정을 가지고 브라질 축구팀의 전력 및 각 선수들의 장단점을 나름대로 분석하고 연구하여 자신의 의견을 피력하고 있는 축구 길라잡이서. 신국판 / 280쪽 / 8,500원

마라톤, 그 아름다운 도전을 향하여
빌 로저스·프리실라 웰치·조 헨더슨 공저 / 오인환 감수 / 지창영 옮김

마라톤에 입문하고자 하는 초보 주자들을 위한 마라톤 가이드서. 올바르게 달리는 법, 음식 조절법, 달리기 전 준비운동, 주자에게 맞는 프로그램 짜기, 부상 예방법을 상세하게 설명하고 있다. 4·6배판 / 320쪽 / 15,000원

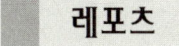

레포츠

퍼팅 메커닉
이근택 지음

감각에 의존하는 기존 방식의 퍼팅은 이제 그만!!
저자 특유의 과학적 이론을 신체근육 운동학에 접목시켜 몸의 무리를 최소한으로 덜고 최대한의 정확성과 거리감을 갖게 하는 새로운 퍼팅 메커닉 북. 4·6배판 변형 / 192쪽 / 18,000원

아마골프 가이드
정영호 지음

골프를 처음 시작하는 모든 아마추어 골퍼를 위해 보다 쉽고 빠르게 이해할 수 있도록 내용이 구성된 아마골프 레슨 프로그램서. 4·6배판 변형 / 216쪽 / 12,000원

인라인스케이팅 100%즐기기
임미숙 지음

레저 문화에 새로운 강자로 자리매김하고 있는 인라인 스케이팅을 안전하고 재미있게 즐길 수 있도록 알려주는 인라인 스케

120세에 도전한다

2003년 10월 10일 제1판 1쇄 발행

지은이/이권행
펴낸이/강선희
펴낸곳/가림출판사

등록/1992. 10. 6. 제4-191호
주소/서울시 광진구 구의동 57-71 부원빌딩 4층
대표전화/458-6451 팩스/458-6450
홈페이지 http://www.galim.co.kr
e-mail galim@galim.co.kr

값 11,000원

ⓒ 이권행, 2003

저자와의 협의하에 인지를 생략합니다.
무단 복제·전재를 절대 금합니다.

ISBN 89-7895-148-1 13510

가림출판사·가림M&B·가림Let's의 홈페이지(http://www.galim.co.kr)에 들어오시면 가림출판사·가림M&B·가림Let's의 신간도서 및 출간 예정 도서를 포함한 모든 책들을 만나실 수 있습니다.
온라인 서점을 통하여 직접 도서 구입도 하실 수 있으며 가림 홈페이지 내에서 전국 대형 서점들의 사이트에 링크하시어 종합 신간 안내 및 각종 도서 정보, 책과 관련된 문화 정보를 받아보실 수 있습니다.
또한 홈페이지 방문시 회원으로 가입하시면 신간 안내 자료를 보내드립니다.